TU MENTE
TE MIENTE

22 factores que querrás saber
para mejorar tu vida

TU MENTE
TE MIENTE

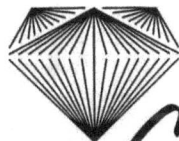

Inma Corpas

Nota a los lectores: Esta publicación contiene las opiniones e ideas de su autor. Su intención es ofrecer material útil e informativo sobre el tema tratado. Las estrategias señaladas en este libro pueden no ser apropiadas para todos los individuos y no se garantiza que produzca ningún resultado en particular. Este libro se vende bajo el supuesto de que ni el autor, ni el editor, ni la imprenta se dedican a prestar asesoría o servicios profesionales legales, financieros, de contaduría, psicología u otros. El lector deberá consultar a un profesional capacitado antes de adoptar las sugerencias de este, la integridad de la información o referencias incluidas aquí. Tanto el autor, como el editor, la imprenta y todas las partes implicadas en el diseño de portada y distribución, niegan específicamente cualquier responsabilidad por obligaciones, pérdidas o riesgos, personales o de otro tipo, en que se incurra como consecuencia, directa o indirecta, del uso y aplicación de cualquier contenido del libro.

Este libro no podrá ser reproducido, ni total ni parcialmente, sin previo permiso escrito del autor. Todos los derechos reservados.

Título: *Tu mente te miente*
© 2019, Inma Corpas

Autoedición y Diseño: 2019, Inma Corpas
De la maquetación: 2019, Romeo Ediciones
De las ilustraciones interiores: 2019, Manuel Rubio Giménez

Primera edición: abril de 2019
ISBN-13: 978-84-17781-43-9

ÍNDICE

AGRADECIMIENTOS

A Francisco, por tu confianza en mí, por tu dedicación y nobleza y por colaborar, en todo lo posible, para que este libro viera la luz.

A mi familia, por haber priorizado siempre mi educación y por vuestro gran sacrificio para darme siempre todo lo mejor. A mis sobrinos, por ser una fuente de amor incondicional, que me llena de vida cada vez que comparto mi tiempo con ellos.

A Emilio, por tu confianza ciega en mí, tu gran misión de vida y tus palabras.

A la Doctora Lata, quien durante mi tratamiento en la India se comportó como una madre, y al Doctor Arun Tyagi por su gran profesionalidad, humildad y generosidad. Gracias por descubrirme el Ayurveda.

A Ángel, por creer en mí, desde el minuto uno, y poner todo tu talento a disposición de este libro para que viera la luz y llegara a la mayor cantidad de personas posible.

A mis amigas, Mery, Marta y Gemma, mis Serendipias, por vuestra energía tan pura y vuestra ayuda inestimable para que este libro pudiera trascender con éxito.

A Jose, por tus aportaciones tan útiles y ese espíritu crítico constructivo que me ha venido tan bien.

A Manolo, por tus ilustraciones, tu paciencia y tu gran talento.

A Javier, por tus consejos, sabes que te admiro y te considero un gran maestro.

A todos mis alumnos y alumnas, que confían en mí y me han inspirado, cada día, a ser mejor persona.

A todos mis maestros y maestras, porque, de cada uno de ellos, he aprendido muchísimo. A Sathari, por ser tan brillante, neutral y excelente en sus formaciones.

A Yolanda, por aquel retiro que supuso mi despertar hacia el kundalini y un gran bienestar.

A Pedro, por acompañarme en el camino de la vida tantos años, incondicionalmente.

A todas las personas que, sin apenas conocerme, han visto luz y me han transmitido su confianza, con mucho amor, para que siguiera mi camino.

Y a ti, que estás leyendo este libro, porque tu bienestar es y será el objetivo de mi misión de vida.

PRÓLOGO

Un buen libro, bien reflexionado y nacido de la experiencia. Muy lúcido sobre temas tan esenciales como el papel de las crisis, la esencia del Ayurveda, los hábitos de la mente parásita, los tropezones del ego y sobre todo lo necesario para el training mental de entrenamiento cotidiano.

Una joya que puede ayudarte a salir de la influencia de los automatismos sociales y de la dependencia corporal que somatiza las reacciones emocionales y la confusión mental en enfermedades diversas.

Felicidades por el trabajo a Inma Corpas y buena aventura transformadora para los valientes lectores que se lancen sin cinturón al vacío de su hermoso y escarpado paisaje.

Emilio Fiel Miyo, primavera 2019

A MIS QUERIDOS LECTORES

"Sin presión, el carbono nunca puede convertirse en diamante. Si tú piensas que no puedes soportar la presión, entonces tú no sabes que eres un ser humano. El cuerpo humano está hecho para soportar una presión extrema para cristalizar la conciencia."

-Yogi Bhajan-

Tu mente te miente. Y tú... ¡Te lo crees!

Cuando algo nos pasa, nuestra mente se monta su propia película y nosotros nos la creemos. La mayoría de las veces, ni tan siquiera contemplamos la posibilidad de que se equivoque, y **aquí es donde está el punto de inflexión entre la felicidad y el sufrimiento. Es necesario tener mucha humildad para cuestionarse a uno mismo**, para creer que uno puede tener una visión equivocada de las cosas. Y esta humildad es, justamente, la que nos hace crecer y evolucionar.

¡Esta es la clave de todo!

¡Date el lujo de cuestionar a tu mente!

¿Es posible que mi punto de vista ante esta situación no sea el que yo pienso que es?

Al hacerte esta pregunta, empiezas a ver más allá y a contemplar otras formas de pensar, esto amplía tu visión, porque recibes más información, lo que hará que estés mejor preparad@ para dar una respuesta.

No todo lo que piensas es tuyo. Pregúntate interiormente: "esto que estoy diciendo, ¿lo pienso yo realmente? ¿Son ideas mías? O ¿son ideas de mis familiares? ¿De mis amigos? ¿Cómo han llegado estos pensamientos a mi cabeza? ¿Realmente se corresponden con mis valores actuales o son valores del pasado que, actualmente, en lugar de hacerme más feliz lo que hacen es limitarme?"

Si ya te has planteado alguna vez estas preguntas, ¡Enhorabuena! Si no lo has hecho y estás leyendo este libro, este puede ser un buen momento. Los valores van cambiando con la edad, las experiencias de vida, etc., y, si no los cuestionas en algún momento, podría perjudicarte, ya que puedes acabar viviendo una vida que no es la que te hará feliz. Esto sucede porque vivimos desconectados de quienes somos y de nuestro objetivo de vida y, en ocasiones, nos falta foco para vivir o nos quedamos en la mente negativa, sin hacer lo que queremos por miedos.

Aprender a sortear las confrontaciones de la vida para evolucionar y ser felices durante el camino es el fin de la vida.

Absolutamente todo lo que te sucede es una oportunidad.

Cada persona con la que te encuentras es una oportunidad.

Cada llamada que recibes es una oportunidad.

Cada problema que aparece es una oportunidad.

Cada decisión que has de tomar es una oportunidad.

Cada comida que realizas es una oportunidad.

Cada descanso que tomas es una oportunidad.

Todo es una oportunidad para ti.

¡Cada día que vives es una oportunidad llena de oportunidades!

Estas son las ocasiones que requieres para desarrollarte y ser feliz. **Cualquier problema al que te tengas que enfrentar lleva una lección escondida.** En cuanto la descubras, el problema se terminará. De ti depende la manera en que gestiones tu cuerpo, tu mente y tus emociones y aunque, en general, no hemos recibido mucha educación sobre cómo vivir bien para ser felices ante cualquier situación, siempre estamos a tiempo de revisarnos y poner en marcha un nuevo mecanismo que nos haga sentirnos mejor pase lo que pase.

Tu mente está condicionada. Cuando sepas cuáles son las cosas que establecen una condición particular en ti, que dan lugar a una relación concreta entre tu espacio interior y exterior, puede que determinados factores sigan influyéndote, pero tú estarás mejor preparad@ para dar la respuesta más adecuada y poder llevar la vida que deseas.

El cuerpo no miente, manifiesta lo que tú no te atreves. Sin embargo, ¿cuántas veces nos hemos montado una película mental, nos la hemos creído y hemos pensado que era una verdad absoluta? Tu mente sí que miente y, en este libro, descubrirás cómo y por qué. Pero tu cuerpo es como un niño que siempre dice la verdad. Por eso, presta atención a los síntomas, porque la enfermedad siempre se manifiesta a partir de unos síntomas que son reclamos, llamadas de atención que tu cuerpo te está haciendo para que revises tu vida, por si tu mente no la está gestionando todo lo bien que es capaz de hacerlo.

Después de cada gran disgusto suele venir una bajada de defensas y lo notarás en tu cuerpo físico. Es probable que ya te hayas dado cuenta de esta relación tan íntima entre tu cuerpo y tu mente. Como tu cuerpo es el vehículo que tienes para manifestarte lo has de cuidar mucho para que te permita ser, ser en todo tu potencial. Has de considerar a tu mente con la misma importancia, para educarla, limpiarla y mantenerla en coherencia con tu Ser.

Por eso, **es fundamental que seas comprensiv@ contig@ mism@. Trátate con un inmenso cariño, ten paciencia, tolerancia y comprensión** porque cada persona tiene un tiempo, un ritmo, una evolución y un aprendizaje y eso es único, no es criticable ni juzgable ni por uno ni por nadie, porque, en cada momento, todos ofrecemos la respuesta que nuestro nivel de conciencia nos permite dar. De ahí que, cuando echamos la vista atrás, podamos pensar que, en algunas situaciones, no haríamos ahora lo que hicimos en el pasado. Esto es maravilloso, significa que hemos evolucionado y aprendido las lecciones para las que vivimos aquellas experiencias. Así es que te invito a que te lo tomes con calma, con tranquilidad, con esperanza y voluntad de mejora, porque este proceso de vivir será único y exclusivo para ti, y de ti depende sacar tu mejor versión.

He trabajado durante quince años en una biblioteca y, en estos años, he observado cómo ha crecido la demanda de libros de autoayuda. Como profesora de meditación y yoga también he observado el incremento de la demanda de esta actividad. A las personas ya no nos llena lo superficial, necesitamos indagar más e ir hacia dentro para sentir plenitud en la vida. La mente nos juega malas pasadas, en ocasiones no nos potencia, sino que nos limita y, en otras, lejos de hacernos más felices, nos hace sentirnos personas con bajo poder y nos llena de miedos.

> **Cuando tomas conciencia de las cosas que, realmente, te benefician y las que te perjudican, las que te potencian y las que te limitan, las que te contaminan y las que te limpian, las que te hacen feliz y las que te amargan la vida es cuando puedes tomar el control de tu mente y te vuelves poderoso.**

En este libro, revisaremos muchos temas que te influyen cada día desde el punto de vista del Ayurveda. El Ayurveda es el arte de vivir, proviene de la India y tiene más de cinco mil años de antigüedad. Mostrarte esta información desde una mirada ayurvédica es todo un lujo y un placer. Es probable que no hayas oído hablar de esta forma de vida o que tengas pequeñas referencias sobre lo que es. En todo caso, vamos a echarle un pequeño vistazo al Ayurveda a través de conceptos relacionados con tu vida cotidiana y que podrás poner en práctica tan pronto como quieras. Puede que conozcas un vocabulario nuevo para ti; para ayudarte con ello, he añadido, al final, un glosario con los términos que más utilizaré para que los tengas a mano si deseas repasar cualquier concepto. Espero que este viaje a través del Ayurveda te seduzca tanto como a mí.

Tu mente te miente **es un libro que está escrito para que saques todo tu potencial, que brilles, que te expandas, que sueltes todo aquello que te limita y seas inmensamente feliz, infinitamente Tú.**

Si ya eres feliz y tienes una salud radiante, enhorabuena, y si no es el caso, podrás llegar a serlo más fácilmente si te permites cuestionar algunas premisas que, tal vez, no conocías antes.

Mi objetivo es poner a tu disposición una información útil y práctica para que puedas revisar la tuya propia,

ampliarla o cambiarla, como tú creas, y que te sientas libre de elegir lo que más le convenga a tu salud y bienestar.

Tu felicidad es mi felicidad, por eso, he querido compartir contigo esta información privilegiada que a mí me ha ido tan bien para conocerme y encontrar mi camino. Con toda mi humildad, te la ofrezco y deseo que te sea útil para mejorar tu vida y que puedas ser muy feliz, porque te lo mereces.

"La vida no es tan grave como la mente hace que sea".

-Eckhart Tolle-

MI HISTORIA

Todo era tranquilo en mi trabajo en una biblioteca hasta que, de repente, empecé a sufrir el acoso de un usuario totalmente desconocido para mí. Triste y sin propósito de vida, desconectada de mí misma y con una mente llena de miedos, pasaron meses y años con aquel problema. Comprendí lo que era el miedo a salir sola a la calle, a hablar con desconocidos, a expresarme y a ser yo misma. Pero lo peor es que todo ello me iba desconectando de mi esencia. Sentía tantas emociones negativas que me costaba sonreír y me fui aislando de lo cotidiano. Yo, que siempre me había considerado una persona alegre y llena de energía, fui perdiendo mi chispa y con ello, mi fuerza vital. Cada día me sentía más cansada. Me negaba a tomar fármacos porque algo en mi interior me decía que tenía que hacer un "click" mental, que había algo que yo no estaba haciendo bien, algo que tenía que aprender para que la vida se volviera a llenar de color. Me refugiaba en la lectura, en libros preciosos de autoayuda y crecimiento personal.

Mi inquietud por la mente y su complejidad me llevaron a ahondar en el yoga y en el funcionamiento mental. Después de realizar un Máster y un Postgrado en Comunicación, comprendí multitud de factores que dañan la neutralidad en el proceso cognitivo, es decir, que entre lo que yo percibía y lo que sucedía, podía haber filtros que distorsionaran la realidad y que no me dejaran ser objetiva. Todo ello influía en mis emociones porque, lo que pensaba que era de una manera, me hacía sentir a proporción de lo que pensaba. Pero ¿y si había otra forma de percibir el mundo que me pudiera hacer más feliz?

Después de realizar un retiro de yoga y otras disciplinas, comencé la formación como maestra de Kundalini Yoga. Fue un proceso duro y transformador. Todo lo que aprendía se convertía en luces que se encendían en mi interior y alumbraban mi nuevo camino. Hubo cuarentenas duras de meditaciones muy potentes que limpiaban el subconsciente y que hicieron que me diera cuenta de muchas cosas, kriyas complejas de ejercicios que obligaban a que aumentara mi resistencia física y mental y ponían a prueba las excusas que todos nos ponemos cuando no queremos hacer algo. ¡Qué excelente tecnología el Kundalini yoga!

Empecé a observar las trampas mentales en las que caía a diario y comencé a percibir a los demás y a darme cuenta de que, a muchos seres extraordinarios, su mente también les juega malas pasadas y les hace sentirse infelices e insatisfechos. Sigo focalizada en la idea de que hemos venido a ser felices y, para ello, hemos de ir eliminando todas aquellas maneras de percibir lo que nos sucede que no nos dejan serlo. La vida nos confronta a diario, unas veces de manera más dura, otras menos, pero es el modo en el que aprendemos y crecemos.

Con los años, una querida amiga enfermó de cáncer y vivió un proceso muy duro. Su enfermedad fue como un toque de atención y despertó, aún más en mí, el interés por la relación entre la salud física, la emocional, la mental y cómo se afectan mutuamente. Al trabajar en una biblioteca, tuve la oportunidad de solicitar libros que no tenía y que ocupaban, en casa, mi tiempo libre. Leía sobre la mente, sobre doctores de medicina convencional que se habían dado cuenta del modo en que influye el estrés en la vida cotidiana, por ejemplo, el Doctor Mario Alonso Puig. Encontré un libro titulado *La enfermedad busca sanarme* de Phillippe

Dransart, que mira la enfermedad como una oportunidad para corregir los errores en la manera en que percibimos el mundo y gestionamos nuestras emociones. En mi búsqueda de respuestas también apareció Louise L.Hay, Deepak Chopra, Paulo Coelho, Wayne Dyer y otros autores, terapias como el Ho'oponopono y Un curso de milagros, que defienden y han defendido que nada de lo que nos sucede es accidental, que todo está vinculado con nuestra forma de ver el mundo, y que ofrecen soluciones para corregir esos errores de percepción.

Mi amiga fue enfermando más hasta que falleció. Cuando fui a verla su imagen me impactó muchísimo y una semana después, empecé a enfermar yo también. Me salieron pequeñas manchas rojas en el pecho. Conforme pasaban los días, iban apareciendo más por todo mi cuerpo. Los doctores primero creían que era alergia, después, escarlatina hasta que uno de ellos me diagnosticó psoriasis gotata, que es un tipo de psoriasis que se empieza a manifestar en forma de gotitas rojas por todo el cuerpo.

Todo esto comenzó a finales de junio, ya era verano, y tenía todo el cuerpo lleno de manchas rojas. Los médicos me trataban con un preparado en crema con cortisona. Pero no funcionaba, cada vez tenía más manchas, tantas que se habían juntado entre ellas creando otras más grandes. ¡Todo mi cuerpo estaba cubierto de ellas, hasta la cabeza!

Había leído muchos libros sobre las enfermedades, también sobre psoriasis. ¿Para qué me habría salido esa enfermedad? ¿Qué quería decirme mi cuerpo? ¿Acaso mi forma de comprender el mundo necesitaba ser reflexionada? ¿En qué me estaba equivocando al percibir la realidad para sentirme así y que eso me hiciera daño físicamente?

Estaba claro que períodos prolongados de estrés y *shocks* emocionales acaban pasando factura. Pero no podía quedarme ahí, quería encontrar una solución. Las consecuencias de la cortisona se empezaron a notar rápidamente, me empecé a hinchar, el cabello se me caía muchísimo. No fue un camino fácil y agradezco mucho a las personas que estuvieron a mi lado en aquellos momentos en que necesitaba apoyo.

Hacía tiempo que había oído hablar del Ayurveda, sabía que era un sistema medicinal de la India basado en productos naturales, nada invasivos y muy respetuosos y eso me encantaba. Llevaba ya muchos botes de crema con cortisona y cada vez tenía más pupas y menos pelo en mi cabeza. Un día, al recordar la cita de Paulo Coelho *"Puedo elegir entre ser una víctima del mundo o un aventurero en busca del tesoro. Es todo una cuestión de cómo veo mi vida"*, decidí irme a la India. Nada tenía que perder. Así es que viajé con la idea de disfrutar del país y de informarme sobre los tratamientos que la medicina ayurvédica tenía para esta enfermedad.

¡Qué país tan especial! Recomiendo a todo el mundo visitarlo, tenemos mucho que aprender. Mi experiencia fue tan bonita que intentaré plasmar en estas palabras la emoción que sentí. Las miradas que recibía en mi país, con la piel llena de manchas, eran unas miradas con juicio que me hacían sentir incómoda; sin embargo, en la India, las personas se acercaban a mí, acariciaban mi piel y me preguntaban preocupadas qué me había sucedido. ¡Cuánto amor había en aquellas caricias! Todo ello hizo que me sintiera bien desde el primer día. Fui visitando algunos lugares y comenzó la magia, encontré gurús, que hoy en día son amigos míos, y me fui deleitando con los paisajes, su cultura y, sobre todo, con las personas maravillosas que aparecían. Pero cada vez era más difícil para mí caminar, sentarme, incluso dormir, el mero roce de las sábanas lo sentía en mi piel como si fueran una lija. Las piernas se me hinchaban y, con el calor y el sudor, me picaban mucho las gotas de psoriasis. Así es que, la segunda semana, en Jodhpur, me vi obligada a parar el viaje para ir a una clínica de Ayurveda. Llegué hasta ella, en la sala de espera había mucha gente y me senté, descalza, como acostumbran a hacer en la India.

Cuando el médico me hizo pasar, nada más verme, identificó la enfermedad. Me preguntó desde cuándo la tenía y me dijo: Tranquila, se irá. Es difícil transmitir por aquí la emoción interna que sentí al escuchar esas palabras, había tanta verdad en su mirada, tanta confianza, que las creí. Me sometí a un tratamiento que se llama Panchakarma, es un tratamiento depurador muy utilizado en la Medicina Ayurvédica, altamente efectivo. Tenía que estar allí una semana para tomarme unos aceites calientes que concentrarían las toxinas de mi cuerpo en el estómago. No te voy a decir que están buenos, porque mentiría, pero allí comprendí que tenía que controlar a mi mente y tomar aquello que no gustara a mis sentidos físicos porque iba a ser beneficioso para mí. Día tras día, iba tomando aquellos aceites por la mañana, era todo un ritual. La Doctora Lata y el Doctor Arun Tyagi con su paciencia me ofrecían esos "chupitos de aceites" matutinos con su mejor sonrisa, una amabilidad exquisita y una mirada que me hacía pensar que los conocía de toda la vida. En aquella clínica, me sentía como en casa. No ingresé, solamente tomaba los aceites por la mañana, me tumbaba un ratito y después hacía vida de turista en la ciudad. La doctora me cuidaba muchísimo, me hacía el desayuno, hablaba conmigo y me contaba historias, me dejaban meditar con ellos. Me dijeron que tenía que tomar baños de agua caliente de unos veinte minutos cada día y, como el agua caliente se había estropeado en el hotel, me permitieron hacerlos en la clínica. Fue fantástico, tan sencillo, sentarme en un banquito y tirarme jarritos de agua caliente por encima, me recordaba a cuando era pequeña y viajaba al pueblo de vacaciones porque nos bañábamos igual. Estaré toda la vida agradecida a estos maravillosos doctores, no solamente porque me curaron, sino por el modo en que lo hicieron. Allí comprendí que el amor cura, realmente, cura.

La magia seguía, el propietario del hotel, se ofreció a llevarme a la clínica en moto y cada mañana me venía a recoger. ¡Cuánta amabilidad! Tenía que comer algunas cosas específicas y, como también gestionaba un restaurante, me hacían allí aquellas comidas. Todo se sincronizó así, de manera natural. A la semana, finalizaba la primera parte del tratamiento con un sistema de vómitos, sencillo y rutinario. Al vomitar, las toxinas que se habían concentrado en el estómago durante una semana, saldrían de mi cuerpo. La doctora me acompañó con una dulzura y una firmeza increíbles. El método consiste en beber un litro de leche hasta que se produce el vómito de forma natural. Una vez has vomitado, se repite el proceso, y así, en varias ocasiones. Es un proceso nada invasivo, y que depura el organismo de un modo maravilloso. Para no paralizar más el viaje, quedé con los doctores en que, la segunda parte del tratamiento, me la llevaría y la continuaría en España. El viaje siguió lleno de magia, acabé yendo al desierto en coche privado, haciendo amigos a quienes confié una maleta con el tratamiento que me guardaron en Jodhpur para que no tuviera que llevármela el resto del viaje. El último día, me la trajeron a la ciudad de Delhi. Fue un viaje genial, lleno de encuentros, casualidades y milagros. Tanto que la noche que cogía el avión de vuelta a Barcelona, a la una de la madrugada, en el aeropuerto, me dijeron que la maleta excedía de peso y que no podía pasarla. Como iba con una amiga, podíamos llevar veinte quilos cada una, pero no teníamos otra maleta donde meter lo que sobraba. Y, de repente, como de la nada, apareció un señor, que me hizo señales a lo lejos. Llevaba en la mano una maleta del mismo tamaño que la mía, con la diferencia de que la suya estaba vacía. Y me dijo que si la quería. Yo no daba crédito, justo a medianoche, con el aeropuerto casi vacío, ¡me ofrecen otra maleta igual que la mía para que pueda compartir el peso! Doy gracias por aquello también. No es muy frecuente que te regalen una maleta vacía cuando llevas exceso de equipaje en un aeropuerto o, al menos a mí, no me había pasado nunca.

Ya en Barcelona, de regreso, y aún llena de pupas, continué el tratamiento que consistía en unas pastillas, cremas y gotas con las que tenía que estar un mes. Al terminar, tenía que tomar durante otra semana aquellos aceites, para terminar de limpiar mi cuerpo. Así fue, y las manchas de la psoriasis cada día empezaron a estar menos rojas y se fueron difuminando hasta desaparecer en cuestión de meses. ¡Wow! ¡Estaba feliz, contentísima de volver a ver mi piel lisa! Pensaba en las personas que conocía que llevaban años con esa enfermedad y en cómo podía ayudarles.

Había empezado, de forma paralela, a estudiar el Ayurveda, comprendía muchos conceptos que ya conocía por mi formación como profesora de yoga, y me dediqué a atar cabos, a unir ideas y a observar un montón de aspectos cotidianos que antes no consideraba de la misma forma. Esos aspectos son los que te muestro en este libro, para que tú también tengas esa información. Se trata de multitud de factores que nos influyen a diario y de los que no somos conscientes, factores que te afectan y que, si sabes cómo adaptarte a ellos, te permitirán vivir en equilibrio.

El Ayurveda me ofreció una perspectiva del cuerpo físico y de la mente que me fascinó y que quiero compartir contigo. Por eso, en este libro, hay un apartado para la mente y otro para el Ayurveda. Esta información te ayudará muchísimo a comprenderte. A continuación, he seleccionado 22 factores con los que te relacionas muy a menudo, de hecho, todos los días, y que afectan a la forma en que percibes la vida como el día y la noche, las estaciones del año, el sueño, la alimentación, la postura física, la etapa de la vida en la que estás, tu relación con la fe, con el amor, con la muerte, con el perdón, con el sexo, incluso, cómo te afectan algunos astros, etc. Finalmente, encontrarás 22 pautas que a mí me han funcionado estupendamente para controlar mi mente y convertir mi vida en la vida que siempre he querido.

El modo en que entiendes el mundo condiciona tu vida, es decir, tu propia percepción subjetiva genera una manifestación de la realidad. Cuando comprendas cómo influyen en ti algunos factores cotidianos, te descubrirás desde un punto de vista nuevo. Mi vida ha ganado en conciencia, felicidad y calidad, y mi deseo es que la tuya también pueda hacerlo. En este libro, hay capítulos algo más densos, otros más livianos, no obstante, todos tienen el mismo objetivo, aportarte un gran beneficio para que seas feliz.

Con el anhelo de que así sea, te animo a seguir leyendo…

BLOQUE I:

INTRODUCCIÓN AL AYURVEDA

"Ayurveda es el conocimiento que indica lo adecuado y lo inapropiado, el bienestar o las condiciones lamentables de vida, lo que promueve prosperidad o infelicidad para la longevidad, así como la medida de la vida misma."

Charaka Samhita I. 41.

[1] EL AYURVEDA, LA CIENCIA DE LA VIDA

¿Ayur qué? Puede que al leer la palabra te suene a chino, es normal, son nombres en sánscrito que no conocemos con frecuencia. Comenzaré por el principio, que es la definición del propio término Ayurveda. **Ayur significa vida y Veda significa conocimiento, el Ayurveda es "la ciencia de la vida"**, proviene de la India y tiene más de 5000 años de antigüedad. Está **reconocida por la Organización Mundial de la Salud** y es el único sistema médico que tiene en cuenta el proceso de eliminación de deshechos del cuerpo como parte en la sanación; es un sistema de vida que promociona la salud como un estado de equilibrio en las personas. **El Ayurveda es compatible con la medicina actual, se integra perfectamente con ella, la complementa y le aporta conocimientos muy valiosos.** Es una medicina y una filosofía, un concepto holístico que nos ofrece soluciones desde un profundo respeto, tanto por el ser humano como por la naturaleza.

Conocer el Ayurveda me ha ayudado a comprender muchísimas cosas sobre salud, constitución física, sistema nervioso, la mente, etc. En los talleres que imparto, las personas sienten también una gran satisfacción por tener este conocimiento. La base del Ayurveda es la siguiente:

LA BASE DEL AYURVEDA

La Teoría de los 5 elementos

La ciencia del Ayurveda está basada en la observación de la Naturaleza, contempla al ser humano como un microcosmos, una réplica del macrocosmos y sostiene que, al igual que él, su cuerpo y su mente, también están formados por los cinco elementos (fuego, aire, tierra, agua y éter o espacio). Esta es la gran diferencia con respecto a otros sistemas medicinales.

Esta nueva percepción sobre el mundo y sobre mí, saber que estoy compuesta por los cinco elementos, igual que todo lo que veo, supuso un antes y un después en mi concepto de salud física, emocional y mental. Conocer que las enfermedades se producen cuando hay un desequilibrio en las proporciones de mi naturaleza es algo que me ha ayudado muchísimo a priorizar mi equilibrio y es, justamente, el objetivo que me gustaría que consiguieras a través de este libro. Que descubras cómo equilibrar tu sistema de elementos para que puedas compensar cuando alguno te falte o se encuentre en exceso y, de este modo, te sientas saludable y lleno de energía.

EL OBJETIVO DEL AYURVEDA

Para el Ayurveda curar es tan importante como prevenir las enfermedades. Sabe que la enfermedad es fruto de un desequilibrio y **su objetivo principal es devolver a las personas ese equilibrio a todos los niveles, físico, mental y emocional. Busca promover la salud y la longevidad en las personas para que puedan cumplir con el propósito de su existencia.** Es decir, que las personas vivan una vida más larga y de mayor calidad para que se puedan realizar.

¿EN QUÉ SE DIFERENCIA EL AYURVEDA DE LA MEDICINA CONVENCIONAL?

Algunas de las características del Ayurveda que lo distinguen de los sistemas médicos convencionales son las siguientes:

- **Desarrolla tratamientos específicos para cada persona** mientras que la medicina convencional confecciona tratamientos específicos para enfermedades.

- Es un sistema holístico que **integra el cuerpo físico, la mente y el espíritu** y lo evalúa como un todo.

- **Trata la causa** de la enfermedad, además de los síntomas.

- Es un método que **tiene en cuenta** para la sanación **el sistema de eliminación de desechos** del organismo.

- **Utiliza remedios naturales** para la sanación de las personas, respetando en todo momento al ser humano y a la naturaleza.

- Cree que **cualquier experiencia positiva o negativa a nivel corporal tiene un efecto en la mente y viceversa.**

- Considera que **todo alimento es un remedio** y que cada remedio es alimento.

- Está **basado en la teoría de los Doshas o tipos corporales** (Vata, Pitta y Kapha)**, de los siete Dhatus o tejidos corporales, los tres Malas o productos de desecho** (sudor, orina y heces) **y la Trinidad de la vida** (el cuerpo, la mente y el alma o el espíritu).

¿QUÉ TE VA A APORTAR EL AYURVEDA?

Nuestro espíritu ha venido a desarrollarse, a tener una experiencia y, como tal, necesita de un cuerpo y una mente saludable para poderse expandir y realizar. El Ayurveda, a través de la observación, percibió que todo lo que tiene un impacto en nuestro cuerpo, lo tiene también en nuestra mente, y viceversa. **En este libro, a través del Ayurveda y de otros conceptos, vas a descubrir aquello que te hace bien y lo que no,** para aprender a identificar lo que te desarmoniza y, de esta manera, **recuperarás tu poder a través del autoconocimiento.**

El hecho de someternos continuamente a estímulos que nos hacen variar puede condicionarnos mentalmente y limitar nuestra capacidad de respuesta. ¡Cuántas veces hemos pensado una cosa, dicho otra y finalmente acabamos haciendo otra que no es lo que, de verdad, sentíamos ni queríamos! Parece como si nuestra mente se hubiera dispersado, como si no la controlásemos. Lo que sucede es que el ritmo frenético que llevamos puede provocar que nos desconectemos de nosotr@s mism@s y que nuestra mente vaya por un lado y nuestro cuerpo por otro. Todo esto provocará desarmonía y problemas de salud.

Todo está en constante interacción con todo, **hay muchas cosas que nos influyen y a las que influimos.** Para descubrirlas es necesario que conozcas, primero, la Teoría de los cinco elementos. Espero que te resulte tan interesante como útil.

"Es mi responsabilidad apartarme de lo que me daña. Es mi responsabilidad defenderme de los que me hacen daño. Es mi responsabilidad hacerme cargo de lo que me pasa y saber mi cuota de participación en los hechos".

-Jorge Bucay-

[2] CÓMO TE AFECTA LA TEORÍA DE LOS CINCO ELEMENTOS

Para la medicina Ayurveda, nada escapa a los cinco elementos, todo en la naturaleza está compuesto por ellos. Y eso incluye a tu mente, tu cuerpo y tu espíritu. Comprender la Teoría de los cinco elementos y cómo se manifiestan en ti es genial porque te va a llevar a conocerte desde un punto de vista nuevo y muy efectivo. Te introduzco en ella:

En tu cuerpo físico hay un espacio interior en el que está todo, esa es la manifestación del **éter**. Existe un elemento, **el aire**, que es el que inhalas y hace mover todas las funciones de tu cuerpo. El calor que sientes dentro de tu cuerpo es debido al elemento **fuego**. El elemento **agua** está presente en los fluidos, es como el océano interno en el que se mueven los otros y constituye la mayor sustancia de tu cuerpo. De la misma manera que al mezclar agua y tierra creamos edificios, cuando el elemento agua se une con el elemento **tierra** crea la piel, los músculos, los huesos y toda la parte sólida.

Veamos ahora cada elemento de forma más concreta.

EL ELEMENTO ÉTER

El éter es el espacio donde existe la materia.

¿Dónde está el éter en tu cuerpo?

En todos los espacios por donde se transportan cosas. Por ejemplo, la nariz, los vasos sanguíneos, la boca, el abdomen, incluso el interior de la célula tiene un espacio. En el espacio interno de tu cuerpo y el espacio externo que tú ocupas.

¿Dónde está el éter en tu mente?

Es el espacio en el que se mueven las funciones mentales. Se dice que en el Akash o éter quedan grabadas informaciones de nuestra vida y que han sido trascendentales en nuestra evolución. De ahí que se puedan leer los llamados, Registros Akáshicos.

¿Cuál es su función en el cuerpo?

Crea el espacio que componen las zonas huecas.

¿Cuáles son sus características?

El éter se caracteriza porque tiene una expansión ilimitada y es ligero. Es por donde se expande el sonido. Por eso, tiene relación con el sentido del oído.

* **Puedes comprobar las características del éter:** para comprobarlo, puedes imaginarte hueco. Ese espacio hueco es el espacio del éter.

EL ELEMENTO AIRE

El aire es el motor del movimiento en el cuerpo.

¿Dónde está el aire en tu cuerpo?

En las actividades que provoca nuestro sistema nervioso.

¿Dónde está el aire en tu mente?

El aire rige los pensamientos de la mente.

¿Cuál es su función en el cuerpo?

Es el que hace mover todas las funciones del cuerpo: actividades musculares, movimientos del corazón, estómago, los pulmones, el intestino, etc.

¿Cuáles son sus características?

El Aire es móvil, fresco y ligero, seco y áspero, impalpable, sutil, inestable, fluido, claro. Por eso, puede ser estimulante, calmante, deshidratante y cicatrizante.

*Puedes comprobar las características del aire: Sopla en tu mano y nota sus efectos, te refresca, puede mover objetos, te seca y dará a la piel un aspecto áspero. Su estado es muy sutil por lo que te costará verlo y, con intensidad, puede ser muy duro, fuerte, puede incluso atravesar la materia y, además, cuando soplas, puedes cambiar de dirección constantemente, aquí ves su inestabilidad.

EL ELEMENTO FUEGO

El fuego da luz y calor para transformar los alimentos en energía.

¿Dónde está el fuego en tu cuerpo?

A nivel físico, en el sistema digestivo, se le llama Agni o fuego digestivo.

¿Dónde está el fuego en tu mente?

El fuego rige la parte del intelecto, la luz de la inteligencia y es el que te ayuda a transformar tus experiencias en conocimiento.

¿Cuál es su función en el cuerpo?

Controla la digestión, la temperatura corporal, la percepción que tenemos y la acción de caminar, ya que está relacionado con los pies y los ojos (porque necesitamos luz para ver y para saber hacia dónde caminar). Es fundamental para que tu metabolismo vaya bien, para que tu cuerpo pueda nutrirse y, también, para que puedan eliminarse las toxinas de él.

¿Cuáles son sus características?

El fuego es caliente y ligero, discontinuo, claro, seco y áspero, duro, sutil y fluido, luminoso, agudo, nítido y suave.

*Puedes comprobar las características del fuego: Coge una vela, observa su fluidez y ligereza, su suavidad, coloca un papel encima y nota el calor, la agudeza con la que es capaz de atravesarlo, que es capaz de secar, y percibe la aspereza que queda y la transformación que provoca en la hoja de papel.

EL ELEMENTO AGUA

El cuerpo está formado por dos tercios de agua.

¿Dónde está el agua en tu cuerpo?

Se encuentra en los fluidos corporales, la linfa, la sangre, el semen, la grasa, las mucosidades, las secreciones sexuales. Es el océano interno en el que se mueven los otros elementos.

¿Dónde está el agua en tu mente?

El agua rige las emociones.

¿Cuál es su función en el cuerpo?

Tiene una función protectora, cohesiva y mezclada con otros elementos, como la tierra, es nutritiva.

¿Cuáles son sus características?

El agua es fría, húmeda, fluida, pesada, viscosa, sin brillo. Está relacionada con el sentido del gusto y con la lengua.

*Puedes comprobar las características del agua: Cuanto más te lavas las manos con agua solamente, más brillo pierde tu piel, más secas y ásperas quedan. Por norma general, está fría, si te cae el agua con presión puede incluso doler, ahí puedes ver su fuerza. Cuando te sumerges en el agua los movimientos son más suaves y fluidos. Y cuando cargas una garrafa llena de agua puedes ver su pesadez.

EL ELEMENTO TIERRA

La tierra forma la parte más sólida de tu cuerpo.

¿Dónde está la tierra en tu cuerpo?

Se encuentra en los huesos, las uñas, los músculos, los tendones, la piel, los cartílagos.

¿Dónde está la tierra en tu mente?

La tierra rige el ego, la parte más densa de tu mente.

¿Cuál es su función en el cuerpo?

Es la que da la estructura sólida y la estabilidad. Para ello, ha de relacionarse con los otros elementos, como el agua. Cuando existe demasiada tierra en el cuerpo puede provocar incremento de peso.

¿Cuáles son sus características?

La tierra es fría, sólida, dura, lenta, inactiva, estable, firme, densa. Y se relaciona con el sentido del olfato, la nariz y el ano.

*Puedes comprobar las características de la tierra: Si metes las manos en la tierra notarás que es fría, seca y áspera. Te costará hacer un hueco para meterlas, ahí puedes ver que es dura, opaca y densa. Es difícil de mover, eso te muestra su estabilidad y pesadez.

> **Las personas estamos compuestas por los cinco elementos.**
>
> **Las características de los elementos que tienes en más proporción son también con las que te sentirás más identificad@.**

[3] ALGO QUE CAMBIARÁ TU VIDA: LOS DOSHAS

Los cinco elementos interactúan entre ellos y crean los Doshas.

El fuego, el aire, la tierra, el agua y el espacio no actúan solos, sino que se relacionan entre sí y, de esta relación, se originan los Doshas. **Un Dosha es un biotipo estructural, es algo parecido a un tipo de constitución física y mental,** para que te hagas mejor una idea.

Después de conocer las cualidades de los elementos y saber cuáles son los que más predominaban en mí, empecé a comprender muchas cosas sobre mi vida, mi cuerpo, mi parte emocional y mental. Esta práctica sorprende y gusta mucho en los talleres que hago porque aporta una información de gran valor y las personas se "re-conocen" de nuevo. Te cuento:

Hay tres combinaciones básicas de Doshas: Vata, Pitta y Kapha.

Dosha podría traducirse como "desequilibrio" y saber esto es básico para ti porque conocer cuáles son tus Doshas es, al mismo tiempo, saber cuáles son las condiciones que tiendes, de forma natural, y por las que te puedes desarmonizar.

> **Cada Dosha combina dos de los cinco elementos y, como cada elemento, tiene unas características que lo diferencian; cada Dosha tiene, también, las características de los elementos que lo componen.**
>
> **¡Esta es la clave!**

Para poder comprenderlo mejor, necesitas saber **de qué elementos están formados cada uno de los doshas**:

Vata combina **aire y espacio.**

Pitta combina **fuego y agua.**

Kapha combina **tierra y agua.**

Los tres doshas están presentes en una **combinación que es única en cada persona**, no existe una combinación en la que participe un dosha solamente. Es decir, **todos tenemos Vata, Pitta y Kapha, pero no en la misma proporción.** Según los doshas que tengas, predominarán, también, unos elementos sobre otros, es decir, podrás tener más agua que fuego, o al revés, o más aire que tierra, etc. Y esto es muy significativo porque, **en función de los doshas que te caracterizan**, tu cuerpo, tu mente, tu metabolismo, tu nivel de actividad, de sueño, etc., **van a tener unas características concretas.**

¿De qué depende que nazcas con unos u otros doshas?

Según el Ayurveda, tu proporción de doshas depende, en gran parte, de tu herencia genética, de los doshas de los espermatozoides de tu padre y el óvulo de tu madre, del estado del útero en el momento de la concepción, del régimen dietético y la conducta de tu madre durante el embarazo, así como también de la situación de los planetas en el momento de nacer.

¿CÓMO PUEDES SABER CUÁLES SON TUS DOSHAS?

Esta es la parte práctica en la que te toca actuar. Al final de este libro, en el **Apéndice I**, vas a encontrar un **Test para saber qué Dosha o Doshas predominan más en ti** y, así, averiguar cuáles, de los cinco elementos, tienes en mayor proporción.

¡Verás que interesante!

Mi recomendación es que hagas el Test antes de continuar leyendo. Así lo harás de forma neutral y toda la información que leerás podrás relacionarla rápidamente contigo o, incluso, con personas que conoces.

Tómatelo con calma, es un test muy exhaustivo, responde con honestidad y sinceridad. Cuanto más lo hagas, más te estarás ayudando.

[4] TU CUERPO FÍSICO ESTÁ CONDICIONADO POR TUS DOSHAS

¡Si has hecho el test, ya conoces cuál es tu proporción! ¡Esto es genial porque ya estás preparad@ para redescubrirte!

Cada Dosha, cada composición de elementos, está relacionado con unas funciones de tu cuerpo, esto también puede condicionarte a nivel mental, porque cuerpo y mente están relacionados.

Por ejemplo, las personas que, como yo, tenemos mucho elemento fuego, como el fuego es el encargado de metabolizar los alimentos, solemos tener un metabolismo bastante rápido y no tenemos tendencia a engordar, pero si el fuego se desequilibra, por exceso, podemos padecer de úlceras y ardores de estómago.

¡Veamos, de forma sencilla, las funciones de cada uno de ellos, a ver con cuál te sientes más identificad@!

* Recuerda, al final del libro, dispones de un glosario que puedes ir consultando con una definición breve y clara de los conceptos que más aparecen.

DOSHA VATA, EL QUE TE DA EL IMPULSO DEL MOVIMIENTO

Este Dosha es el más ligero porque está compuesto por Aire y Espacio. De los tres Doshas, este **es el más importante porque es el que impulsa los movimientos dentro de tu cuerpo**, como los de la respiración, la eliminación de residuos, la formación y división de las células, el funcionamiento del corazón, de los pulmones, estómago e intestinos.

Además, regula la actividad del sistema nervioso (por eso, puede alterarse cuando hay estrés) y los órganos motores. **Representa la vitalidad y la actividad.** En la Naturaleza, está representado por el viento.

Si hay un exceso de Vata, significa que hay un exceso de aire dentro de ti, esto alterará tu metabolismo y, como es aire y el aire seca, puede provocar deshidratación, problemas de circulación, envejecimiento prematuro, piel seca, estreñimiento (porque, aunque está en todo el cuerpo, su sede principal está en el intestino grueso y es el aire encargado de secar las heces para expulsarlas).

Vata interviene mucho en la calidad de tu sueño, en el capítulo del sueño verás por qué. A nivel mental, se relaciona con los miedos, la ansiedad y con la capacidad de soltar lo que te sobra. Recuerda que el aire rige los pensamientos, y si hay un exceso de aire en ti, puede provocar inestabilidad mental.

DOSHA PITTA, EL QUE TE DA LA FUERZA DE LA TRANSFORMACIÓN

Pitta está compuesto por Fuego en su mayor parte y algo de agua, lo que hace que se manifieste en el cuerpo en forma de líquidos calientes.

Tiene **la fuerza de la transformación, tanto en el cuerpo como en la mente, de los alimentos en nutrientes y de tus experiencias en conocimiento.** No hay nada que pase por el elemento fuego que se quede igual, de ahí su función transformadora. En la naturaleza, está representado por el Sol.

Pitta predomina en el sistema digestivo, particularmente, en el intestino delgado, en el hígado, en la sangre y en el sentido de la vista. Se manifiesta a través del fuego digestivo o Agni, que transformará los alimentos en nutrientes.

A nivel mental, controla la inteligencia, la razón y el entendimiento, porque el fuego es luz, luz que da razonamiento y discernimiento a la persona. Emocionalmente, al ser ardiente se relaciona con emociones como **la rabia, la ira** que, en exceso, pueden provocar inflamaciones, problemas de piel, sudor excesivo, sensación de quemazón en pecho y estómago, incluso diarrea.

DOSHA KAPHA, EL QUE TE DA LA ESTABILIDAD Y LA COHESIÓN

Kapha está compuesto por Agua y Tierra. Es **la fuerza que te da cohesión y estabilidad.**

Kapha predomina en la zona del pecho (estómago, pulmones, cabeza), en los diferentes tejidos del cuerpo y **se en-**

carga de la lubricación para la protección de la mente, de los nervios y de los sentidos.

En exceso, puede dar problemas de mucosidad, asma, sinusitis, catarros, diabetes y una tendencia a la obesidad y al sobrepeso porque, tanto el agua como la tierra apagan el fuego digestivo y esto provoca que se ralentice el metabolismo.

A nivel mental, puede darte lentitud y pesadez. Las zonas más vulnerables son el pecho y el aparato respiratorio.

¿LOS DOSHAS TE CONDICIONAN?

Definitivamente, sí.

¿LOS DOSHAS TE LIMITAN?

Definitivamente, no.

¿LOS DOSHAS TE GUÍAN?

Sí, porque marcan unas tendencias físicas y de carácter que es bueno que sepas.

¿LOS DOSHAS SE MANTIENEN SIEMPRE ESTABLES?

No. Están sometidos a los ciclos de la Naturaleza y pueden verse alterados.

Estos Doshas o tendencias están presentes, además de en ti, en toda la Naturaleza. Y si hay algo que caracteriza a la naturaleza es el cambio. Pasamos de unas estaciones a otras y la naturaleza va cambiando con ellas. En función de tu biotipo de Doshas notarás la influencia de estas fuerzas de un modo u otro y esto te afectará, tanto a nivel interno (mente y emociones), como en tu cuerpo físico.

El secreto está en aprender cómo estabilizar a cada uno de ellos, porque están influenciando **tu cuerpo, tu mente y tu espíritu** y, si no lo haces consciente, dirigirán tu mente y tus acciones sin que te des cuenta.

¿QUÉ FACTORES PUEDEN ALTERAR TUS DOSHAS?

Existen multitud de factores que pueden alterar tus Doshas. Por ejemplo:

- ❖ La etapa de la vida en la que estás.
- ❖ El clima.
- ❖ La alimentación.
- ❖ La actividad que realizas.
- ❖ El ejercicio.
- ❖ El sueño.
- ❖ Las compañías.
- ❖ Tu nivel de estrés.

CÓMO SABER SI LOS DOSHAS ESTÁN EN EQUILIBRIO O EN DESEQUILIBRIO

Cuando los Doshas se desarmonizan, por exceso o por defecto, **se manifestarán unos síntomas en ti** y estos efectos afectarán a la percepción de tus sentidos.

SÍNTOMAS DE QUE TUS DOSHAS ESTÁN EN EQUILIBRIO

✓ **A nivel físico,** te sentirás ligero porque tu cuerpo estará libre de toxinas, dormirás bien, tus digestiones serán muy buenas y tendrás energía para todo lo que quieras realizar.

✓ **A nivel mental,** sentirás que tu mente está más despejada, atenta y presente.

✓ **A nivel emocional,** te sentirás feliz, alegre, libre, con un ánimo fuerte y tus emociones estarán en equilibrio.

SÍNTOMAS DE QUE TUS DOSHAS ESTÁN EN DESEQUILIBRIO

✓ **A nivel físico,** te sentirás con poca energía vital, problemas en las digestiones, te enfermarás con más frecuencia, y se alterarán funciones básicas como el sueño, la nutrición y la eliminación de toxinas.

✓ **A nivel mental,** sentirás que tu mente no gestiona bien el estrés, que te cuesta concentrarte.

✓ **A nivel emocional,** sentirás cierto malestar, inestabilidad, que en función de cada Dosha se presentará de formas diferentes.

Estos síntomas son muy comunes y, en ocasiones, demasiado frecuentes, incluso, a algunos, nos hemos acostumbrado. No obstante, conviene que vigiles si los padeces, porque son la antesala de la enfermedad. Son señales de advertencia que tu cuerpo y tu mente te dan para que corrijas la gestión de tu día a día y le des lo que necesita.

Si es el caso, no te preocupes, porque en este libro encontrarás muchas maneras de atenuarlos y eliminarlos.

[5] LOS GUNAS: Las semillas que condicionan tu mente

Veamos ahora cómo se relacionan los cinco elementos con tu parte mental. A mí me encantó conocer la siguiente información.

La mente es, también, materia.

Esto es fantástico porque la mente, como concepto abstracto, es difícil de interpretar, sin embargo, el Ayurveda, la divide en varias partes (lo verás en el Capítulo *Introducción a la Mente*) y relaciona cada una de ellas con los cinco elementos.

Aquello que en el cuerpo físico se manifiesta como Doshas, a nivel mental, se manifiesta como Gunas. ¡Sí, lo sé, es otro nombre "raro"! Puedes substituirlo por **tendencias** y recuerda que, al final de este libro, en el glosario, puedes consultar su significado si, en algún momento, no lo recuerdas.

Guna se traduce como *"aquello que nos une"*, son aquellas tendencias mentales que nos unen al exterior. Son aquellos impulsos hacia los que tu mente tiende a ir, de forma natural, si tú no la controlas. ¿Te suena aquello de que hay gente que es optimista y pesimista por naturaleza?, Pues esto tiene relación con los Gunas.

53

¿CUÁNTOS GUNAS HAY?

TRES: SATTVA, RAJAS Y TAMAS

No es necesario que te aprendas los nombres, pero si te lo he apuntado, es porque es muy interesante saber hacia dónde tiende nuestra mente de forma natural para poder conocernos mejor y aceptarnos. Una vez hecho, también sabrás mejor cómo contrarrestar esas tendencias. ¡La información es poder!

Todos tenemos las tres tendencias y las utilizamos diariamente en nuestros pensamientos, pero, en función de los elementos (fuego, aire, tierra, agua y éter) que más predominan en ti, te decantarás más a unas que a otras. Esto marca que unas personas sean más o menos estables, competitivas, valientes, otras con más tendencia a tener miedo, ansiedad etc.

Vamos a describir, de forma breve, cada una para que puedas identificar cuál es aquella a la que tu mente tiende a irse. Recuerda que *Tu mente te miente*, y estas tendencias condicionan la percepción tuya de la realidad.

SATTVA GUNA

Sattva es la tendencia hacia la paz, la bondad, la inteligencia, la presencia y la aceptación. Son personas que buscan la unión con su entorno, no la separación, y, para ello, se desapegan del ego con frecuencia y buscan la opción que les dé más paz. Por ejemplo, cuando se enferman, en lugar de proyectar culpas hacia fuera o sentirse víctimas, comprenden la enfermedad como un aprendizaje y, a partir de ella, extraen su lección y evolucionan.

Y tú, ¿tienes tendencia a una mente sáttvica?

TAMAS GUNA

Tamas es lo opuesto a Sattva, representa a la inercia, la ignorancia. La mente se ha identificado tanto con el cuerpo, que se ha desconectado de sus emociones y de las de los demás y no son conscientes del daño que se hacen y del que pueden provocar. Son personas que suelen tender a la codicia, al "sálvese quien pueda", y suelen ver la enfermedad como un enemigo, porque el principio que rige Tamas es la separación. Les costará ver que la enfermedad es una señal para que se vuelvan a conectar con sus emociones y su cuerpo y dejen de verse separados de los demás.

Y tú, ¿tienes tendencia a una mente tamásica?

RAJAS GUNA

Rajas representa la pasión, la energía. La mente en un estado de Rajas busca satisfacer el placer y, como eso es momentáneo, necesita más. Son personas que se mueven del placer al rechazo y buscan la felicidad en lo material. Es un estado muy actual hoy en día, tendemos a acumular cosas, a satisfacer a nuestros sentidos. Una mente rajásica vive con cierta incoherencia porque, por un lado, quiere el amor incondicional de Sattva, pero como se mueve para satisfacer deseos, también quiere algo material y entra en conflicto consigo misma. Esto le da inestabilidad y desconfianza porque no puede sostener el estado de Sattva, ya que es muy reactiva al exterior.

Y tú, ¿tienes tendencia a una mente rajásica?

¿QUÉ GUNAS PREDOMINAN EN TI?

Estos impulsos están presentes en tu vida cotidiana, por ejemplo: si quieres construir un bloque de pisos, la idea te la impulsa Sattva, pero Rajas te da el movimiento para crearlo y Tamas para concretarlo y limitar el espacio. Lo mismo sucede si, a nivel mental, te encabezonas en una idea demasiado y no eres capaz de ver el punto de vista del otro. En esta limitación, tu mente está bajo el impulso de Tamas, en la ignorancia.

Si te has identificado con algunas y quieres concretar más la información, en el Apéndice final de este libro, encontrarás un **Test para saber cuáles son tus Gunas.**

Recuerda que cuanto más honest@ seas al responder, más te beneficiarás. No has de sentirte culpable por tener una tendencia u otra. Tener el conocimiento ya te da el poder para actuar sobre tu mente.

Tu mente está condicionada por muchas cosas y, por eso, te miente, aunque no seas consciente. Observa tus tendencias, lo que te impulsa y motiva a tener unos pensamientos u otros y podrás tener el control, para que te sirva a ti y no tú a ella.

Una recomendación muy saludable es que pongas tu atención en Sattva y poco a poco tu mente irá adquiriendo más claridad y tu actitud, más bondad y aceptación. Si cuando buscas tu bienestar, te haces eco también del bienestar de los demás, el tuyo se multiplicará. Entrénate en ser una persona generosa, comprensiva, agradecida, tolerante, que da sin esperar nada a cambio. Como dice Erich Fromm, *"Dar produce más felicidad que recibir, no porque sea una privación, sino porque en el acto de dar está la expresión de mi vitalidad."*

[6] ¿CÓMO SON LAS PERSONAS SEGÚN SUS DOSHAS?

"Cuando debemos hacer una elección y no la hacemos,
esto ya es una elección"

William James

Si has llegado hasta aquí y has realizado ambos test, ya conoces tus Doshas y tus Gunas. **Conocer esto es una maravilla, porque, en los apartados siguientes, vas a descubrir los factores que te influenciarán a lo largo de la vida y, así, podrás anticiparte para mantener una excelente salud física, emocional, psicológica y espiritual.**

Los Rishis o sabios de la India, mediante la observación, se dieron cuenta de que las personas en las que predominaba el Dosha Vata, tenían más tendencia ponerse en acción más rápidamente y a hacer muchas actividades, pero como su constitución física es débil, gastaban su energía con más facilidad. Las personas con más Pitta, como su constitución moderada es más fuerte que la de Vata, podían mantener una actividad de forma más constante, aunque al tener mucho fuego, necesitaban descansar al mediodía y ante temperaturas elevadas, porque su cuerpo era más caliente y podía calentarse aún más, sudar rápidamente, lo que les provocaba ser más reactivos. Las personas con Dosha Kapha, sin embargo, tenían más aguante físico y mental porque son las que mejor encarnadas están.

Las personas podemos tener una combinación de un Dosha predominante, dos o tener los tres en equilibrio. Esto da lugar a **siete biotipos diferentes,** y cada uno tiene unos ritmos naturales de sueño, hambre, estrés, relaciones, etc., unas tendencias en la forma de ser y de actuar, cierta predisposición hacia unas enfermedades, gustos, profesiones, constituciones físicas, etc.

Esto sucede porque cada Dosha tiene unos elementos, cada elemento tiene unas cualidades, y **tus características principales se corresponden, con las de ellos.**

Estas son las siete combinaciones:

➢ **VATA**

➢ **PITTA**

➢ **KAPHA**

➢ **VATA-PITTA y PITTA-VATA**

➢ **PITTA-KAPHA y KAPHA-PITTA**

➢ **VATA-KAPHA y KAPHA-VATA**

➢ **TRIDOSHA VATA-PITTA-KAPHA**

Sé que no es fácil familiarizarte con estos nombres en Sánscrito. **Date la oportunidad de conocerlos, porque esta información es privilegiada y ha estado durante muchos años reservada a un círculo muy limitado de personas. Actualmente, tenemos la suerte de poder contar con ella.**

¿Ya sabes si eres Vata?

¿Pitta?

¿Kapha?

¿Predomina Vata y Pitta en ti?

¿Pitta y Kapha?

¿Kapha y Vata?

O acaso ¿tienes los tres en proporciones similares?

¡Si ya conoces tus Doshas, lo que viene a continuación te resultará muy interesante!

Vamos a ver las características de cada uno y podrás ver, más concretamente, con cuáles te sientes más identificad@.

¿CÓMO ES UNA PERSONA CON PREDOMINIO DEL DOSHA VATA?

En líneas generales, las personas con predominio de Dosha Vata se caracterizan por tener un cuerpo irregular (característica del aire, ¿recuerdas?), pueden ser muy altos o muy bajitos. Como el aire es muy sutil, son los que tienen menos materia física, los que están peor encarnados, con huesos y músculos más débiles. Por la frialdad del aire, suelen tener la piel, las manos y los pies ásperos, fríos. Su pelo tiende a ser poroso y poco abundante, las pestañas finas y las uñas rugosas y quebradizas. El aire es secante, por lo que suelen tener ojos y piel secos y una tendencia a tener arrugas, estreñimiento y un metabolismo irregular. Su sueño es también irregular y, por eso, suelen padecer insomnio.

Hasta aquí, ¿te suena de algo? Si es así, en la siguiente tabla, puedes leer información más detallada sobre las personas con predominio de Vata.

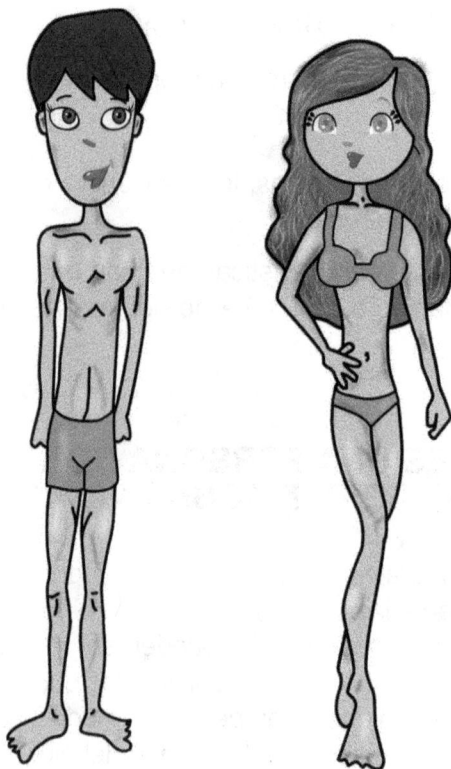

CARACTERÍSTICAS DE VATA

ESTRUCTURA FÍSICA: Delgada e irregular, o muy altos o muy bajos, con una musculatura poco desarrollada y huesos pequeños.

PIEL, CABELLO Y DIENTES: Piel delgada, seca, fría y de coloración oscura. Cabello delgado y seco. Uñas y dientes pequeños y finos.

METABOLISMO: Irregular

CLIMA: Intolerancia y mucha sensibilidad al frío.

VOZ: Voz seca y quebradiza que no puede sostener notas elevadas. Les gusta hablar mucho, con detalles y pasan muy rápido de un tema a otro. Son buenos oradores.

APRENDIZAJE: Aprenden con facilidad y, también, olvidan con facilidad.

ESFUERZO: Poca tolerancia al esfuerzo físico.

OJOS: Gris o negro. Mirada inestable.

TOLERANCIA: Aceptan, fácilmente, nuevas formas de pensar, son muy flexibles y les gusta probar cosas nuevas. Tienen interés por muchas cosas. Son impacientes.

SUEÑO: Sueño ligero y variable, duermen pocas horas.

NIVEL DE REACCIÓN: Inmediato, en confusión, con miedo y puede cambiar de opinión rápido.

EXPRESIÓN EMOCIONAL Y MENTAL

Son dinámicos, entusiastas, flexibles y adaptables. Hacen amigos con facilidad. Pueden tender a la ansiedad, a los miedos y sus reacciones son variables, con altibajos, tienen muchos cambios de humor y son influenciables (fáciles de animar y también de hundir). Les gusta hablar, pero les cuesta trabajo escuchar. Tienden a empezar muchas cosas a la vez y les cuesta concentrarse en una. Vata es aire y éter, lo que está muy relacionado con el sonido, esto les da una sensibilidad especial para la música y la oratoria. Como es el Dosha más sutil y elevado, cuando predomina en una persona aumenta su creatividad y, por eso, muchos artistas son Vata. No suelen sentir hambre porque tienen mucho Prana (el Prana es la energía vital del aire y, como son los que más aire tienen, suelen tener más cantidad de Prana) por lo que solo engordarán si están en desequilibrio. Tienden a agotar con facilidad su energía porque se entregan con todo lo que hacen. Aprenden muy fácilmente y escriben muy bien. La inestabilidad del aire les provoca inestabilidad mental y les cuesta tomar decisiones. Tienen una memoria corta, rápida para memorizar, pero también para olvidar, lo que puede hacerles parecer superficiales, porque acumulan muchos conocimientos generales, pero poco profundos. La inseguridad les puede llevar a tener falta de confianza y determinación y su ansiedad les provoca falta de aire. Tienen tendencia a quejarse, adoran la libertad y no les gusta mandar ni que les manden. Suelen ganar y gastar el dinero con facilidad.

CÓMO SE MANIFIESTA VATA EN DESEQUILIBRIO

Hay diferentes síntomas con los que Vata muestra su desequilibrio: la piel oscurecida, labios, ojos y tos seca, la orina con un color amarillo oscuro, las heces duras, secas, oscuras y una deshidratación generalizada en todo el cuerpo, debida a que hay demasiado aire y poca agua en el organismo. Estreñimiento, lumbago, palpitaciones, desórdenes neuromusculares, acumulación de gases, zumbido en los oídos, palpitaciones, fatiga crónica, vértigo, etc. A nivel mental, puede provocar hipersensibilidad emocional, falta de concentración, ansiedad, preocupación, inseguridad y aislamiento.

¿QUÉ FACTORES PUEDEN DESARMONIZAR A VATA?

Al estar compuesto por aire y éter, Vata aumenta en las estaciones en las que el aire y el frío predominan, otoño e invierno, y en los climas fríos. Exponerse al viento también lo incrementa. Como suelen ser irregulares igual que el aire, pueden desarmonizarlos los viajes, las mudanzas, el desorden, la falta de rutinas, comer poco y de forma irregular, comer comidas frías y secas (ensaladas, galletitas...), desayunar solo fruta, sobre todo, en otoño e invierno, y los sabores amargos. El sabor amargo, que está compuesto por aire y espacio, aumenta Vata y, si ya está alto, la persona se volverá también más amarga y huraña en su carácter. Los ruidos fuertes y hablar demasiado también lo aumentan. Contener las necesidades fisiológicas también aumenta Vata. Vata necesita que le hablen suave. Como es muy dinámico, tenderá a hacer muchas cosas y eso puede que le acabe provocando estrés y agotamiento. Preocuparse por el futuro, por lo que aún no ha pasado, le puede llevar a emociones como el miedo y la ansiedad.

¿QUÉ FACTORES ARMONIZAN A VATA?

Vata tiene mucho ruido interior, porque el aire está relacionado con el sonido y los pensamientos, por eso, le conviene acumular silencio, que le hablen flojito y no exponerse demasiado a los ruidos fuertes. Vata se armoniza siguiendo pautas y horarios. No le gusta mucho porque es irregular como el aire, pero establecer rutinas y un *planning* diario en su vida le ayudará a ordenar su mente dispersa. Por la noche, por ejemplo, hacer meditación, pranayamas, pintar mandalas, poner música tranquila, desconectarse antes de irse a dormir. Ha de practicar estar presente porque su tendencia natural es a hacer muchas cosas, a no prestarse atención y, cuando se da cuenta, ya está agotado. Como es muy reactivo, enseguida reacciona ante lo que sucede y eso también le cansa y, al ser tan poroso, suele quedarse con la energía de los demás. Es el Dosha más liviano, por eso no siente hambre, en general, y le cuesta sentarse a comer de forma regular, sin embargo, es lo que necesita para estabilizar esa cantidad de aire. Las comidas han de incluir alimentos nutritivos (verduras al vapor, caldos, arroz, semillas molidas, aceites, carnes) que le hidraten. Los sabores dulce, salado y ácido reducen Vata. Beber leches vegetales calientes con canela y miel y tomar sopas o calditos (con jengibre para darles calor en otoño e invierno), ingerir sésamo blanco molido. Realizar pranayamas de respiración, meditación, el ejercicio suave, los masajes con aceites son un gran remedio para relajar este Dosha tan activo. Acostarse temprano y disfrutar de un buen descanso, evitar el estrés, el miedo y la ansiedad, es fundamental para Vata. La capacidad de dar y recibir amor es un pilar para darle estabilidad; el amor es altamente nutritivo (esto lo verás en el Capítulo del Amor, del Bloque *"22 Factores que te influyen a diario"*).

MI RECOMENDACIÓN: Una buena práctica es que las personas con mucho Vata se pregunten a menudo:

"¿DÓNDE ESTÁ MI RESPIRACIÓN EN ESTE MOMENTO? ¿DÓNDE ESTÁ MI MENTE?"

Donde está tu respiración estás tú, así es que, si te haces consciente de este hábito e integras en tu vida diaria una respiración pausada y sosegada, tu mente irá adquiriendo también un estado pausado y sosegado. Para ello, inhala, devuelve la atención y la presencia a tu cuerpo, exhala. Realiza esta práctica tantas veces al día como creas necesario.

¿CÓMO ES UNA PERSONA CON PREDOMINIO DEL DOSHA PITTA?

Las personas Pitta, muscular y óseamente, tienen una estructura moderada y la piel es suave, caliente y menos arrugada que la de Vata, pero son muy sensibles al sol y le suelen salir manchas y marcas. Sus uñas son blandas y el cabello es fino, sedoso y con tendencia a romperse, a caerse o a volverse rojizo porque el exceso de fuego les "quema" el pelo. Los ojos son muy penetrantes. Suelen sudar con facilidad, sobre todo en verano, y su temperatura corporal suele ser caliente. Tienen tendencia a comer bastante porque su metabolismo es rápido y lo queman con facilidad.

Hasta aquí, ¿te sientes indentificad@? Si es así, en la siguiente tabla, tienes información más detallada sobre las personas con predominio de Pitta.

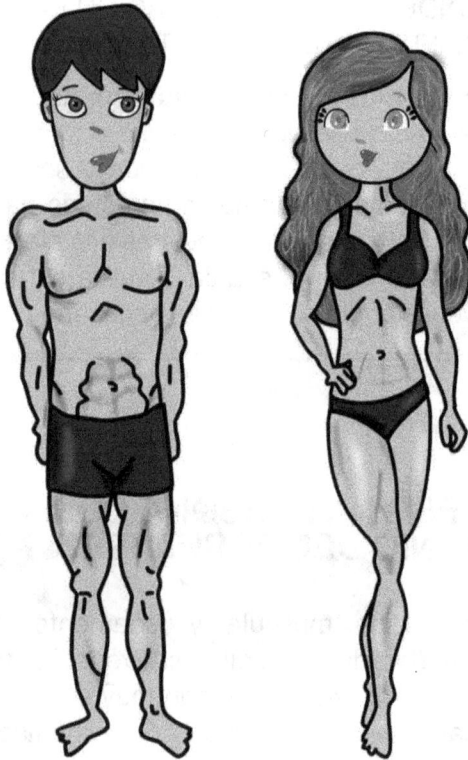

CARACTERÍSTICAS DE PITTA

ESTRUCTURA FÍSICA: Mediana, con una masa muscular moderada y unos tejidos más fuertes que los de Vata pero más blandos que Kapha. Peso moderado.

PIEL, CABELLO Y DIENTES: Piel suave, clara, caliente y con tendencia a pigmentación. El cabello es fino, en tonos marrón, rubio o rojizo con tendencia a canas y calvicie prematura. Es más brillante que el de Vata. Los dientes son de tamaño medio y regulares.

METABOLISMO: Metabolismo agudo, pueden perder peso con facilidad. Suelen tener sed y hambre con frecuencia y beben mucha agua.

CLIMA: Prefieren el frío al calor.

VOZ: Voz aguda y buena pronunciación. Hablan rápido y con facilidad, son buenos comunicadores y muy directos.

APRENDIZAJE: Entendimiento rápido de los detalles y retención de la memoria media.

ESFUERZO: Ejercicio moderado.

OJOS: Verde, azul, marrón. Mirada intensa y penetrante, la parte blanca (esclerótica) con tendencia a enrojecer.

TOLERANCIA: Tienen mucho temperamento, lo que los hace menos tolerantes.

SUEÑO: Requieren un descanso moderado, despiertan con facilidad.

NIVEL DE REACCIÓN: Agudo, muy rápido y seguro.

EXPRESIÓN EMOCIONAL Y MENTAL

Las personas con predominio de este Dosha son inteligentes y con gran capacidad para discernir. Son racionales, lógicas, tienden a la rabia, pero con una reacción proporcional a la causa. Ambiciosos y con capacidad de liderazgo. Impacientes e irritables. Valientes, optimistas. Tienen buenas amistades, son selectivos, tienden a hacer amigos en sus áreas de interés. Tienen facilidad para aprender y, normalmente, las ideas claras por eso, pueden ser buenos oradores. Les gusta la disciplina, la ley, el orden y la justicia. Tienen una mente muy aguda, que tiene la agudeza del fuego, y eso les hace ser perseverantes y buenos investigadores. La agudeza del fuego puede hacer que sean demasiado inquisitivos y obstinados, que sean impulsivos y utilicen palabras hirientes. Un exceso de fuego puede abrasar, y eso puede llevarlos al fanatismo, la insensibilidad, la ira y la cólera, a la agresividad y a dominar porque puede tender a enfadarse con facilidad. Pitta siempre necesita un objetivo y, por eso, en ocasiones, puede parecer interesado con las personas.

TU MENTE TE MIENTE

CÓMO SE MANIFIESTA PITTA EN DESEQUILIBRIO

Hay diferentes síntomas con los que Pitta manifiesta que está en desequilibrio: malas digestiones, una excesiva transpiración, problemas con la visión (se vuelve más débil), temperatura corporal irregular, problemas en la piel (manchas y afecciones cutáneas), acidez, colon irritable, diarrea, ojos rojos o amarillentos, úlcera, gastritis, colitis, acné, mareo y desmayo, fiebre, anemia, vómito, ansiedad e irritabilidad en general.

¿QUÉ FACTORES PUEDEN DESARMONIZAR A PITTA?

Pitta es fuego y está relacionado con la piel, los ojos y los pies. Ha de tener cuidado con los climas calientes y el verano, porque es la época en la que hace más calor y el sol tiene más presencia, puede aumentar la cantidad de fuego en su interior y hacerle desestabilizar. Cuando Pitta se desarmoniza tiende a la ira, a calentarse más aún. Las discusiones acaloradas, la competitividad, emociones como la envidia, el odio, la agresividad y los enfados lo desarmonizan. Tener un exceso de actividad física o mental, la presión y el estrés constante, una exposición prolongada al sol, hacer ejercicio a mediodía o a medianoche, también. Si Pitta está alto, no le conviene tomar comidas excesivamente calientes, picantes y condimentadas, las comidas grasosas y fritas y los alimentos fermentados, un exceso de sal, un ayuno prolongado, comer de forma irregular o comer antes de que la última comida se haya digerido. Como Pitta es responsable de mezclar la bilis con los alimentos, si Pitta no funciona bien, afectará a Vata.

¿QUÉ FACTORES ARMONIZAN A PITTA?

Pitta se "enciende" con facilidad y es bueno que respire profundo varias veces antes de responder, para evitar ser "reactivo", incluso que beba un vaso de agua si se siente alterado.

Ha de procurar moderarse en su actividad diaria, en sus reacciones, en su competitividad, porque es muy apasionado en todo lo que hace, muy exigente y es capaz de trabajar muchas horas. Ha de dedicar tiempo para el descanso y el ocio. Salir a la naturaleza, tomar paseos a la luz de la luna, disminuir el estrés, practicar yoga, estar en ambientes más frescos. Potenciar la calma, la comprensión, la tolerancia, la empatía, la generosidad y la paciencia son prácticas que les vienen fenomenal a las personas con Dosha Pitta porque tienden a ser muy competitivos, a dominar y controlar y pueden agredir a los demás ya que tienen un estilo verbal muy directo y son intensos en todo lo que dicen y hacen. En épocas o climas de calor, ha de alimentarse con productos refrescantes.

MI RECOMENDACIÓN: Una buena práctica es que las personas con mucho Pitta se pregunten a menudo:

"¿ESTOY CREANDO FELICIDAD CON MIS PALABRAS?

¿MIS PALABRAS INTERNAS ME HACEN FELIZ?

¿CON MIS PALABRAS HAGO FELIZ A LOS DEMÁS?"

Meditar cada día le viene fenomenal para calmar su mente reactiva. Cultivar el uso de mantras que le lleven al amor incondicional, por ejemplo "Guru Guru Wahe Guru, Guru Ram Das Gurú). Aquietar la mente es básico para se hagan conscientes de sus pensamientos, las palabras que utilizan para hablarse a ellos mismos y, también, a los demás.

¿CÓMO ES UNA PERSONA CON PREDOMINIO DEL DOSHA KAPHA?

Las personas Kapha son las mejores encarnadas físicamente y disponen de un cuerpo bien desarrollado con unos huesos, músculos y articulaciones amplias y fuertes. Tienen un metabolismo más lento y un apetito bastante regular. Su piel es suave, lustrosa y gruesa, normalmente fría y pálida y sus ojos son grandes y atractivos y no tienden a ponerse rojos como los de Pitta ni a secarse como los de Vata. Tienen un sueño prolongado.

Hasta aquí, ¿te resuena esta descripción? Si es así, en la siguiente tabla, tienes información más detallada sobre las personas con predominio de Kapha.

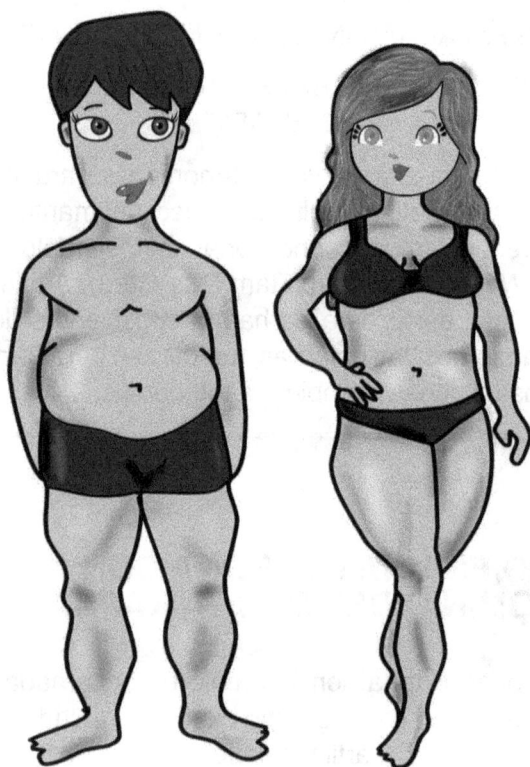

CARACTERÍSTICAS DE KAPHA

ESTRUCTURA FÍSICA: Estructura fuerte, grande, con manos y cara grandes y robustos.

PIEL, CABELLO Y DIENTES: Piel gruesa, fuerte, densa, brillante, suave, tiende a ser pálida, blanca, fría y húmeda. El cabello es grueso, abundante, aceitoso y brillante. Dientes fuertes y grandes.

METABOLISMO: Facilidad para ganar peso y dificultad para perderlo, tendencia al sobrepeso y a la obesidad.

CLIMA: No le gusta el frío ni la humedad.

VOZ: Voz profunda, sonora y pueden tolerar notas altas. Tienden a hablar poco, de forma específica y tranquila.

APRENDIZAJE: Tienen un aprendizaje lento, pero una vez aprendido, tienen buena memoria a largo plazo. Son constantes y les cuesta cambiar de opinión.

ESFUERZO: Gran tolerancia al esfuerzo físico. Tienden a las posturas y movimientos relajados.

OJOS: Azul, negro. Mirada estable, calmada, amable y de ojos grandes, redondos con la parte blanca (esclerótica) muy visible.

TOLERANCIA: Gran tolerancia al hambre, al esfuerzo a físico y a nivel mental. Son de naturaleza controladora.

SUEÑO: Necesitan dormir muchas horas.

NIVEL DE REACCIÓN: Lento, con firmeza, tranquilo.

EXPRESIÓN EMOCIONAL Y MENTAL: Son tranquilos, algo perezosos, lentos. No se enfadan con facilidad, pero si se enfadan es difícil calmarlos. Prefieren pocos amigos pero buenos. Son fieles, fuertes y no cambian de opinión fácilmente. Kapha al tener agua, tiene un temperamento emocional, sienten mucho amor, devoción y son personas muy tolerantes y pacientes que saben perdonar a los demás porque, por lo general, son pacíficos, positivos y tienen empatía. Aunque a veces les cuesta empezar las cosas, son buenos emprendedores y terminan lo que empiezan, al contrario de las personas con más Vata, que suelen comenzar muchas cosas a la vez, pero no todas las terminan. Son tradicionales en sus costumbres. Son muy amigables y disfrutan trabajando en equipo. Les gusta acumular fortunas y mantenerlas y son buenos dirigiendo empresas. Suelen aceptar las cosas como son y se adaptan muy bien. Kapha es lo contrario de Vata y tiene toda la estabilidad que a Vata le falta. Los Kapha suelen conservar bien el dinero que ganan. El agua se caracteriza por su cohesividad, por eso, un exceso de Kapha puede llevarles al apego, tanto a personas como a cosas materiales. Su gran estabilidad puede hacerles reacios a los cambios. Como suelen apegarse a las personas, en ocasiones, pueden mostrar cierta resistencia a los extraños. Un exceso de este Dosha podría llevarles a ser demasiado asfixiantes con los demás.

CÓMO SE MANIFIESTA KAPHA EN DESEQUILIBRIO

Hay diferentes síntomas con los que Kapha te manifiesta que está en desarmonía: congestión nasal, resfriados, una sensibilidad al frío y a la humedad, sentir el cuerpo cansado en general, aumento de peso, sentirse como aletargado y tener más sueño, más debilidad en las articulaciones. Síntomas como un metabolismo ralentizado, el colesterol alto, una piel pálida, indigestión crónica, retención de líquidos, problemas de circulación, exceso de salivación, alergias, obesidad, son síntomas de un aumento de Kapha.

A nivel mental, pueden manifestar aburrimiento, pereza, tozudez, ser excesivamente posesivos y dependientes de los demás y tener celos.

¿QUÉ FACTORES PUEDEN DESARMONIZAR A KAPHA?

Como está compuesto por agua y tierra, es un Dosha bastante estable por naturaleza. Pero la pereza y la falta de ejercicio pueden desestabilizarlo, ralentizar el metabolismo y hacerle acumular líquidos y grasa.

Los alimentos salados, dulces y ácidos en exceso, la comida frita y grasosa, los quesos, carnes, embutidos, pizza y las bebidas muy frías pueden incrementarlo.

Hábitos como dormir en exceso o dormir de día también lo aumentan. Estaciones como el invierno, sobre todo al final, y la primavera, el clima frío y húmedo, aumentan este Dosha. Como, en general, tienen emociones positivas, en lo que han de vigilar, sobre todo, es en la dieta y en el ejercicio.

¿QUÉ FACTORES ARMONIZAN A KAPHA?

Si predomina Kapha en ti, has de saber que a Kapha le conviene comer poca cantidad y consciente de que está comiendo, para mantener su peso, ya que su metabolismo es más lento y le cuesta más perder los quilos extras. Hacer dietas depurativas hacia el final del invierno para prepararse para la primavera le ayudará a eliminar el exceso de toxinas que puede acumular. Kapha es estable y le cuesta moverse, por eso, necesita hacer ejercicio regular y de forma vigorosa aprovechando que su cuerpo es bastante resistente. Si Vata ha de acumular silencio y estabilidad, Kapha ha de acumular actividad y movimiento, por eso le convienen las actividades al aire libre. Necesita ser estimulado e ir en la búsqueda de nuevas experiencias. No quedarse parado hará que se vaya equilibrando.

En general, le gustan las comidas con sal y los dulces y, casualmente, son dos cosas que conviene evitar cuando Kapha es elevado. Le va bien comer comidas ligeras y calientes, vegetales de hoja y semillas, frutas secas, manzanas, etc.

MI RECOMENDACIÓN: Para que la persona Kapha se haga consciente de que el movimiento es energía, una buena práctica es que se pregunte:

"¿CUÁNTA ENERGÍA QUIERO CREAR HOY?

¿CUÁNTO EJERCICIO HE REALIZADO HOY?"

Cuando nos movemos, nuestro cuerpo genera más energía para que podamos seguir moviéndonos. Kapha tiene mucha resistencia pero también pereza, por eso, es fundamental que escoja como hábito, el ejercicio diario. Levantarse temprano, realizar ejercicio fuerte para despertar su metabolismo, practicar respiraciones potentes como la *respiración de fuego* o la respiración *bhastrika pranayama* le ayudarán a reactivarse.

Puede que no tengas una constitución en la que, en lugar de destacar un Dosha sobre los otros dos, tengas dos doshas predominantes. En ti existen características de ambos Doshas, pero si hay uno con más presencia que el otro, esa será tu tendencia, aunque ambos se estimulen el uno al otro. Y esa diferencia hará que seas una persona Vata-Pitta o Pitta-Vata, Vata- Kapha o Kapha-Vatta, y esto significa que tienes más características de uno que del otro.

❖ Recuerda que, al final de este libro, tienes un glosario que puede serte de gran utilidad y en el que puedes ver el significado de los términos nuevos.

¿CÓMO ES UNA PERSONA CON PREDOMINIO VATA-PITTA o PITTA-VATA?

CARACTERÍSTICAS

Estas combinaciones suelen dar lugar a personas habladoras, espontáneas, exigentes y emprendedoras. Suelen ser creativas, imaginativas y tienen claridad mental y disciplina. Son adaptables y aunque, por la inestabilidad de Vata pueden comer de forma irregular, el fuego de Pitta agilizará su metabolismo y les hará perder peso sin gran esfuerzo.

Se mezcla la rapidez del aire y la agudeza del fuego, eso los convierte en personas con un entendimiento rápido y agudo. Asimismo, pueden tener la sensación de quererlo todo ya y ser impacientes e irritables. Son personas que se auto motivan y se empujan a sí mismas para hacer algo.

Tienen una gran facilidad para aprender y memorizar. La ambición de Pitta y el dinamismo de Vata les pueden llevar a empezar proyectos que les carguen de trabajo, por encima de su capacidad, y esto les podría provocar agotarse.

Se caracterizan por ser independientes y tener un temperamento que puede mostrar cierta agresividad; no obstante, son personas con un gran valor. Físicamente, su mejor época es la infancia, que es la época de Kapha, pero como tienen una constitución débil, pueden ser propensos a tener problemas de Vata y Pitta en la juventud, y, sobre todo, problemas de Vata en la tercera edad. Si quieres profundizar en esto, lee el Apartado 6 *Las Etapas de la vida,* del Bloque III *22 Factores que te influyen a diario.*

Sus tejidos son más débiles, por lo que envejecen más rápido y tienen menos resistencia física. Pueden tener calvicie o canas prematuras, debilidad en la vista, problemas articulares, contracturas, inflamaciones, fatiga mental. Es una constitución algo difícil de tratar ya que Vata necesita ser tratado con calor y el calor aumenta Pitta. Es una de las constituciones más habituales. A nivel social, estas personas tienen buenas amistades y buenas relaciones. El movimiento es parte de ellos, por lo que ejercicios como el yoga y la meditación les vienen fenomenal para hacerlos parar.

¿CÓMO ES UNA PERSONA CON PREDOMINIO VATA-KAPHA o KAPHA-VATA?

CARACTERÍSTICAS

Físicamente, combinan la fuerza de Kapha con la agilidad de Vata y eso les hace muy buenos para el esfuerzo físico y los deportes, ya que tienen una buena resistencia en sus tejidos. El mejor periodo para ellos es la mediana edad, desde la adolescencia hasta casi la vejez, porque están equilibrados por Pitta. En esta constitución, la sequedad de Vata se ve compensada por la untuosidad de Kapha, y viceversa. Les suele gustar el calor y tienen intolerancia al frío.

En estas personas se mezcla el entusiasmo y la vitalidad de Vata con la tranquilidad y la estabilidad de Kapha, eso les dará mucha fuerza expansiva y a su vez resistencia y aumentará su adaptabilidad, por eso, son buenos trabajando en equipo. Son buenos seguidores, apreciados y no suelen buscar el liderazgo.

Si la persona tiene más Kapha que Vata, tenderá a conseguir más cosas que si es Vata-Kapha porque tiene más constancia, más estabilidad y más capacidad física y de trabajo.

Si predomina Vata, predomina la irregularidad, lo que les puede llevar a comer por ansiedad y provocar que su metabolismo fluctúe y tengan problemas de estreñimiento, digestión, peso, etc. Recuerda que si predomina más Vata o Kapha en ti, tendrás más atributos de ese Dosha que del otro, en general.

¿CÓMO ES UNA PERSONA CON PREDOMINIO PITTA-KAPHA o KAPHA-PITTA?

CARACTERÍSTICAS

Esta combinación es muy poderosa porque une la capacidad de liderazgo de Pitta con la paciencia, la constancia y la resistencia de Kapha. Da lugar a una constitución fuerte que aumenta la capacidad de trabajo, la resistencia y la esperanza de vida.

En general, son personas con excelente capacidad intelectual y una buena capacidad física para trabajar duro y conseguir lo que deseen. Tienen un gran liderazgo intelectual porque la dureza de la tierra y la intensidad del fuego se ven moderadas por el agua. Suelen tener un buen metabolismo pese a que, en esta constitución, hay dos elementos como el fuego y el agua que hay que mantener en equilibrio para no crear conflicto. Puede realizar ejercicios con la intensidad que caracteriza a Pitta y responder muy bien por la resistencia física que tiene Kapha.

Las personas con esta combinación se sienten muy seguras de sí mismas. Esto es muy bueno, no obstante, es fundamental que desarrollen la empatía para ser conscientes de que el resto de personas puede no sentir la misma seguridad y autoestima que ellos sienten.

Tienen un gran coraje para emprender proyectos, lo que los puede convertir en buenos emprendedores y empresarios.

¿CÓMO ES UNA PERSONA TRIDOSHA: VATA-PITTA-KAPHA?

Este biotipo no suele ser muy frecuente. Hay personas que tienen un gran equilibrio por naturaleza y que disponen de estas tres tendencias en una proporción bastante similar, es el caso de las personas TriDosha.

¡Si es el tuyo, felicidades, has nacido con un equilibrio natural!

CARACTERÍSTICAS

Esta combinación es una combinación ideal, porque los cinco elementos están representados en el cuerpo de forma similar y pueden realizar perfectamente sus funciones. Esto provoca que la persona sea muy equilibrada y que pueda, con facilidad, llegar a desarrollar todo lo que desee. Difícilmente se enferman porque tienen una buena estructura y un buen metabolismo con un fuego digestivo bien regulado.

Esta combinación de Doshas requiere de un constante mantenimiento, por lo que la persona ha de permanecer presente, consciente en su día a día para adaptarse a los cambios, cuidar su alimentación y su estilo vital en los diferentes ciclos estacionales y de vida. En general, son personas que viven una vida sana durante un largo tiempo.

Recuerda que **todos tenemos Vata, Pitta y Kapha** y que esto hará que se manifiesten los síntomas relacionados con cada Dosha, si se han alterado en nosotros. Observa tus síntomas y lo que te afecta para vivir en armonía.

Como ves, Vata y Kapha son prácticamente lo contrario el uno del otro. Lo que a uno le falta lo tiene el otro, Vata tiene movimiento e inestabilidad, Kapha tiene solidez y estabilidad. Y Pitta está en el medio, toda su constitución es mediana, tanto sus huesos como su musculatura. Espero que esta información te haya resultado muy útil para conocerte mejor. A mí me sirvió mucho, no solamente para conocerme, sino también para comprender por qué soy como soy y que, justamente, soy así para poder desarrollar mi misión en esta vida.

El bloque que viene a continuación te va a introducir en algo que a mí me apasiona, la mente. ¿Cuántas personas conoces que parecen tenerlo todo y no son felices? ¿Y, al contrario? Esto tiene mucho que ver con lo que está pasando por dentro, en su mente, en su manera de percibir el mundo y de valorar lo que son, lo que tienen y lo que les rodea. Sin ser muy profundos, vamos a echarle un vistazo práctico que te servirá para cuestionarte cosas de tu vida cotidiana.

BLOQUE II:

INTRODUCCIÓN A LA MENTE

Conquista tu mente y conquistarás el mundo.
¿Cuál es tu mente? ¿La mente consciente? No.
¿La conciencia suprema? No. ¿Cuál mente?
La mente subconsciente.
Si conquistas tu mente subconsciente. Entonces ganarás
el mundo.
Yogui Bhajan.

[1] ¿LA MENTE ESTÁ A TU SERVICIO O TÚ AL SUYO?

¿Te has planteado alguna vez qué es la mente? Lo cierto es que no todo el mundo se lo plantea. Hablar de la mente, hoy día, parece que es algo más cotidiano, pero hace años no lo era tanto.

La mente es una estructura y una energía que utiliza tu conciencia para manifestarse.

Para el Ayurveda, igual que el cuerpo físico es materia, la mente también lo es, con la diferencia de que se manifiesta en un estado más sutil. Del mismo modo que el agua se manifiesta en tres estados, la mente es el estado más sutil, como sería el caso del vapor de agua. Entre sus características principales destacan que la mente tiene un funcionamiento automático, que está en continuo movimiento y que funciona por contrastes, es decir, aprendemos por dualidad (blanco-negro, frío-calor, etc.). Esto seguro que te suena, sobre todo lo de que está en continuo movimiento, ¿verdad? Y es que no es fácil parar la mente y apartarse de su ruido.

TÚ NO ERES TU MENTE

La mente es un instrumento que te ha sido otorgado para comprender la realidad.

Así, al igual que un ordenador al que podemos instalarle diferentes programas, nuestra mente funciona también como un gestor que almacena toda la información que nos llega a través de los sentidos. Conocer cómo funciona tu sistema mental es una herramienta que tiene un objetivo claro:

"Enseñarte a vivir mejor para que sufras lo menos posible"

La mente tiene almacenadas creencias y valores, construye a partir de ellas hábitos que dan lugar a conductas y que te generan un carácter, una forma de ser. En ocasiones, ese aprendizaje nos puede perjudicar porque hemos aprendido a reaccionar ante cosas que hemos visto de pequeñ@ y, esas reacciones, las hemos hecho nuestras, tan nuestras que las hemos automatizado y ya reaccionamos así casi sin pensar. Pero esto, no solo es revisable, sino que es modificable, sobre todo, si esa forma de reaccionar ante la vida no te hace feliz.

Si no has visto la película *Inside out*, mi recomendación es que la veas. En esta película te harás una idea muy gráfica de lo que son las creencias mentales y los valores. Están representados como grandes construcciones que, en determinados momentos del filme, se desmoronan. Del mismo modo que te sucede, en la vida, con las experiencias que tienes. A través de ellas, creencias que creías incuestionables se pueden ir al garete, y eso puede desajustarte y afectarte, a muchos niveles. Y lo mismo sucede si las creencias que tenemos las tomamos como valores inalterables, porque podemos acabar sufriendo si nos impiden adaptarnos al mundo y sus constantes cambios.

¿CUÁL ES EL PROCESO DEL PENSAMIENTO?

Inspirada en las enseñanzas del maestro Yogi Bhajan, te diré que la mente recibe información a través de tus sentidos, la procesa y se liberan pensamientos desde el intelecto. Estos pensamientos pasan a través de la mente (de los patrones de conducta, las experiencias pasadas, etc.) y se crea una emoción. Esta emoción es la que nos mueve a dar una respuesta y nos pone en acción. Cada acción que realizamos tiene una reacción, es decir, un origen, y esto da lugar a una secuencia, esta es la secuencia que crea lo que llaman el karma.

Las enseñanzas de Kundalini yoga afirman que tenemos tres mentes. La mente positiva, la mente negativa y la mente neutral.

Las tres han de actuar de forma conjunta para procesar nuestros pensamientos. La mente negativa ve lo negativo en lo positivo porque es la mente protectora. La mente positiva es capaz de ver lo positivo en lo negativo porque es la mente proyectiva. Y la mente neutral reúne información de las dos anteriores y, en base a ello, ha de ofrecer la respuesta más adecuada.

Cuando nuestro subconsciente está sobrecargado, nuestra interpretación y respuesta de la realidad se ve afectada también, porque distorsiona el modo en que percibimos.

En el proceso de pensamiento, la primera en actuar es la mente negativa, que nos alerta del peligro, a continuación pasa a la acción la mente positiva y con la información de ambas, actúa la mente neutral. Este es el proceso ideal aunque, en la realidad, no siempre sucede ya que, en ocasiones, predomina más la negativa o la positiva y podemos ser neutrales a la hora de dar una respuesta.

Deepak Chopra sostiene que tenemos unos 60000 pensamientos por día, e incluso más. Pero del total, casi el 95% de los pensamientos se repiten a diario y esto es porque los fabricamos por hábito. Dice que nos habituamos a hacer las cosas de la misma forma y que, por economía, repetimos los días. Seguimos creando los mismos patrones de inteligencia a través de las experiencias que obtenemos por los sentidos. Es decir, si no variamos nuestra manera de comprender lo que vivimos y lo que somos, no lograremos crear una nueva interpretación física de la materia, lo que significa que no cambiará nuestra realidad, porque seguimos teniendo las mismas memorias celulares y nuestra mente, que actúa por hábitos, seguirá repitiendo lo que hizo ayer. Esto significa que **para que cambie la realidad que vivimos, primero hemos de cambiar la secuencia mental que la ha creado.**

Te adjunto un párrafo muy interesante del libro *Curación Cuántica* de Deepak Chopra:

"Por lo tanto, el cuerpo está compuesto de átomos. Estos átomos son partículas que son fluctuaciones de energía, apareciendo, desapareciendo, chocando, en una danza eterna de creación. Y en verdad, nuestro cuerpo es, proporcionalmente, tan vacío como el espacio intergaláctico. Ese vacío no es un vacío de nada, sino que es una plenitud de inteligencia no material que interactúa consigo misma y crea la apariencia física de la materia.

Yo diría que somos pensamientos que hemos aprendido a crear la máquina física. Esto lo comenté con Maharishi (Maharishi Mahesh Yogi, su maestro) y me dijo que no era una buena forma de decirlo. Debería decir que, somos impulsos de inteligencia que hemos aprendido a crear la máquina física, porque el pensamiento es solo uno de los impulsos de la inteligencia, tenemos sentimientos, deseos, conceptos, ideas..., todos estos son impulsos de inteligencia que fabrica la máquina..."

Esto significa que, **si empezamos a tomar conciencia de lo que pensamos, podremos crear una vida nueva,** de lo contrario, crearemos siempre acciones similares y nuestra vida, aunque queremos que cambie, seguirá manifestándose, prácticamente, igual.

No te preocupes porque, <u>a medida que te vas haciendo consciente de los pensamientos que tienes, puedes utilizar técnicas para depurarlos y crear la vida que deseas</u>.

Para ello, es fundamental que tu mente no te controle a ti, sino que seas tú quien tenga el control de la información que percibes y de la manera de gestionarla.

Observa tu vida y tus reacciones, para que encuentres los patrones de conducta que repites, a diario, y que te impiden tener la vida que quieres.

[2] LOS INSTRUMENTOS DE TU MENTE, DOMÍNALOS

Como ya he mencionado, la mente, para el Ayurveda, es un órgano físico y recibe la información a través de tus cinco sentidos (oído, vista, olfato, gusto y tacto). Para ello, igual que un ordenador necesita estar conectado a internet, un teclado y/o un USB para que puedas descargar contenido, la mente tiene unos instrumentos externos, a través de los percibe información.

Siguiendo con la metáfora, **al igual que un ordenador tiene unas memorias internas con las que almacena la información que se le introduce, tu mente tiene unos instrumentos internos, a través de los que procesa la información que le envían los instrumentos externos**. Esto parece un poco complejo, pero tiene su lógica.

¿CUÁLES SON LOS INSTRUMENTOS EXTERNOS DE TU MENTE?

Los instrumentos externos de tu mente son tus cinco sentidos y los órganos a través de los cuales perciben la información y ejecutan una respuesta.

Percibes la realidad por los sentidos y, con esa información, tu mente elabora una respuesta.

Hasta aquí parece fácil de comprender, veamos cuál es el mecanismo, a través del cual, se produce todo esto:

El Ayurveda sostiene que para poder elaborar una respuesta, cada sentido tiene dos instrumentos a través de los que trabaja: un órgano de percepción a través del cual recibe la información del exterior; y un órgano de acción, con el que responde. Esto significa que **estos dos órganos están vinculados.**

Por ejemplo, el sentido del oído tiene el oído físico, que es el órgano por el que escuchamos, y la boca, que es el órgano de acción, que nos permite dar una respuesta. Así, por cada sentido:

- **SENTIDO DEL OÍDO:** le corresponde el **oído** como órgano de percepción y la **boca** como órgano de acción.

- **SENTIDO DEL TACTO:** le corresponde la **piel** como órgano de percepción y las **manos** como órgano de acción.

- **SENTIDO DEL GUSTO:** le corresponde la **lengua** como órgano de percepción. Y los **genitales** cómo órgano de acción.

- **SENTIDO DE LA VISTA:** le corresponden los **ojos** como órganos de percepción y los **pies** como órganos de acción.

- **SENTIDO DEL OLFATO:** le corresponde la **nariz** como órgano de percepción y el **ano**, como órgano de acción.

¿REALMENTE HAS DE CONFIAR EN LO QUE DICEN TUS CINCO SENTIDOS?

Hay relaciones que se ven muy claras, ¿verdad? Realmente, necesitas escuchar antes de hablar, ver para saber hacia dónde has de caminar, etc. La del olfato es la que puede costar un poco interpretar, no obstante, los perros se olfatean el ano para reconocerse. ¡Por algo será!

Lo que está muy claro es que **si confías, solo, en tus sentidos físicos, puede que te engañen.**

Recuerda que, antiguamente, había quien creía que la tierra era plana, inmóvil, y que los objetos eran sólidos. Esto es lo que les decían sus sentidos y se lo creyeron. Hoy sabemos que la Tierra no es plana, que gira a una gran velocidad en el espacio exterior, que los objetos están compuestos por micropartículas que vibran en un inmenso espacio vacío lleno de información y energía. Su mente les mintió, porque se basó, solo, en la información de sus sentidos, pero el proceso mental requiere de otros instrumentos, además de los externos. Son los instrumentos internos.

Vamos a analizarlos, de forma sencilla, que espero que te guste.

¿CUÁLES SON LOS INSTRUMENTOS INTERNOS DE TU MENTE?

A mí me encantó conocer esta perspectiva de la mente, me ha ayudado a observar y diferenciar los pensamientos para desapegarme de ellos.

Toda la información que recibes requiere de un sistema para interpretarla y poder elaborar una respuesta. Para ello, tu mente tiene unos **instrumentos internos** que, como tú y la naturaleza, como los Doshas y los Gunas, también se relacionan con los cinco elementos.

Te los presento, son tres:

✓ **LA MENTE COTIDIANA**, ¡esa mente que parece una radio dentro de ti porque nunca se apaga! Esta mente está llena de pensamientos (que se rigen por el elemento **Aire**) y emociones (que están regidas por el elemento **Agua**). ¿Te suena, verdad?

✓ **EL EGO**, esta es la parte más densa de tu mente y se rige por el elemento **Tierra**. De ahí, que se identifique con la materia. Cuando tú te identificas mucho con tu ego, estás condicionado por él, porque el ego se rige el principio de separación y se basa en las formas. A través del ego emites juicios, adjetivos con los que describes las formas que percibes. ¡Estoy convencida de que has oído hablar de él también!

✓ **EL INTELECTO**, es el puente entre el ego y la parte más sutil de tu ser, que es tu conciencia. El intelecto se rige por el elemento **Fuego**, y es la parte de ti con más luz para ver y poder elegir una respuesta. ¡El intelecto, puede que este te suene menos, es puro fuego, así es que, es vital! ¡Si sigues leyendo, lo conocerás mejor!

> **El intelecto percibe lo que sucede y almacena las experiencias en la memoria. Y el ego es el que se encarga de interpretar si le gusta o no le gusta lo que ha sucedido, bajo los principios de dolor y placer.**

TÚ NO ERES LO QUE PIENSAS

Como ya sabes, de pequeñ@ creías y pensabas en unas cosas diferentes a las de hoy. Con esto, ya ves que tu mente es un procesador de información y la analiza en base a tu estado de conciencia del momento, a tu madurez, las creencias y programas que acumulas y los estímulos que te rodean. A partir de ahí, la información que llega a través de tus sentidos, se procesará de una determinada manera y tu respuesta estará condicionada.

Es fundamental que sepas esto, porque mucha parte de tu sufrimiento viene por identificarte con lo que piensas. **Al tener claro que, lo que piensas hoy, es posible que no sea lo mismo que lo que pienses dentro de diez años, empezarás a dejar de identificarte con esos pensamientos y esto te ayudará mucho a dejar de sufrir.**

[3] ¿QUIÉN CONTROLA A TU MENTE?

La prosperidad, el éxito, la felicidad son frutos de dominar la mente. La mente ha de servir al alma y cuando esto no se produce es cuando nos salimos del flujo de oportunidades de la vida porque buscamos el control al actuar y no nos permitimos sentirnos cómodos ante la incertidumbre.

> **La mente es un instrumento que ha de estar al servicio de tu alma y no al revés.**

Tomar el control de tu mente es fundamental. Si tú estás al servicio de tu mente vivirás creyendo que lo que piensas es la única verdad y no serás consciente de que lo que sientes viene condicionado por lo que piensas y eso limita tu forma de ver el mundo.

Como es un instrumento, alguien tiene que programarla correctamente y controlar que funcione bien. Escoger quién la controla depende de ti.

Tu mente puede estar controlada por el ego o por el intelecto. Como el intelecto es la parte más elevada de tu ser que puede estar en contacto con tu conciencia pura, es el que mejor preparado está para controlar la mente. Pero, al vivir en una dimensión terrenal, llena de contrastes, nuestra mente suele estar controlada más bien por el Ego.

Vivir sin controlar tu mente es como montar a un caballo que no está domesticado. **Te implica muchos riesgos,** entre ellos vivir sin dirección, sin autocontrol físico y emocional y lo peor, vivir sin darte cuenta de que estás viviendo, es decir, vivir sin tener la conciencia de vivir, vivir en el pasado, o preocupado por el futuro. En el fondo, vivir sin conciencia del presente.

Cuando tu mente solo vive para satisfacer tus sentidos físicos, puede llevarte a sentirte insatisfecho a niveles más profundos. Tomar el control de tu mente es darte cuenta de que es un órgano que hay que saber alimentar y que también requiere una higiene y unos hábitos porque se ve afectado por varias cosas.

Más adelante descubrirás cómo alimentar a tu mente y cómo limpiarla para mantenerla en perfectas condiciones para servirte.

[4] UN ÉXITO: CÓMO TENER EL EGO BAJO CONTROL

El ego merece un capítulo extenso, por el sufrimiento que nos crea. El objetivo de *"Tu mente te miente"* es, justamente, que observes a tu ego, que no te identifiques con él, que lo escuches sin juzgar para que puedas ser más feliz. Por ello, quiero explicarte **cómo se vincula con tu sufrimiento cotidiano, cuáles son los principios que lo rigen y a qué responde.**

¿QUÉ ES EL EGO?

Como ya hemos visto, el ego es la parte de tu mente que está más apegada a las formas y a la materia, por eso tiene relación con el elemento tierra y te hace identificarte con ellas. Está conectado con tus sentidos físicos y su respuesta es menos neutral porque se basa en los principios del placer y del dolor. El ego tiene relación con la imagen que te has formado de ti mismo desde que empezaste a tener conciencia de que eras un ser individual con unas características y comenzaste a sentirte separado del resto. Cuando hacemos esto somos todavía niños y nos parece normal, tanto que nos acostumbramos a vivir desde el ego. Por eso y para conservar la imagen que tienes de ti mism@, el ego puede mentirte y siempre te llevará a la separación y,

99

por ende, al sufrimiento, porque lo que ahora es un placer, después se acabará y podría generar sufrimiento.

Pero, en realidad, vivir desde el ego es algo que podemos decidir. La mayoría de las acciones mentales vienen del Ego.

> **Cuando sufres en la vida cotidiana es porque es el ego quien controla tu mente.**

Existen dos principios fundamentales por los que funciona el Ego:

EL PRINCIPIO DEL PLACER Y DEL DOLOR

Esto se traduce en dos respuestas por tu parte:

Me gusta o No me gusta

Al Ego le gusta lo que le genera placer y huye de lo que le genera dolor. Y esto puede ser muy engañoso a la larga.

Por eso, es fundamental vivir conectado con nuestros sentidos, porque si estamos haciendo algo que nos puede generar un placer momentáneo y a la larga podría generarnos dolor, hay que advertirle a la mente para que no lo haga. Pero si tu mente va por un lado, y mientras te pones a cenar, por ejemplo, estás pensando en la comida de mañana y en lo que vas a hacer al día siguiente, comerás sin conciencia, puede que incluso más de lo que necesitas y cosas que no te convienen. Es decir, te alimentarás por los sentidos físicos que responden al placer y al dolor, comerás porque sientes placer mientras comes, pero no serás consciente de lo que puede provocar eso en ti.

Estos dos principios que acabas de ver responden, básicamente, a la obtención de un beneficio.

Trabajar en un sitio porque te compensa el beneficio que obtienes a final de mes, aunque el trabajo no te guste. ¿Te suena? El ser humano siempre busca un beneficio, aún en acciones que parecen altruistas, porque en el fondo, se siente bien haciéndolas, y eso ya es un beneficio para él. **Lo fundamental es que distingas si el beneficio es a corto, medio o largo plazo.** Si el beneficio es momentáneo, lo que estás haciendo va a hacerte feliz solo en ese momento. Es un placer inmediato. Si, en el momento, no te resulta agradable, pero a la larga será bueno para ti, es algo beneficioso.

Por ejemplo, cuando tuve que tomarme los aceites del tratamiento ayurvédico para la psoriasis, no era algo que agradable para mi sentido del gusto (¡no es que sepan a gloria bendita, precisamente!), pero sabía que sería beneficioso a la larga para mí, así es que lo hacía con total convencimiento.

Al pensar así se desarrolla en ti una gran cualidad: el discernimiento. Cuando una persona está conectada con ella misma, con su alma, sabe lo que es conveniente o no para ella, desarrolla una intuición y el poder de discernimiento.

¿QUÉ ES EL DISCERNIMIENTO?

El discernimiento es la capacidad que tienes para distinguir lo que es verdad y lo que no es verdad y realizar la acción justa y correcta en el tiempo y el espacio correcto.

Para tener discernimiento tienes que tener conocimiento.

¿Y QUÉ ES EL CONOCIMIENTO?

Es la revelación más pura de las cosas, el conocimiento de algo es aquella información más neutra posible sobre algo. **Lo obtenemos a través de los efectos que produce**, del mismo modo que sabemos que el viento existe porque conocemos sus efectos. Eso es tener conocimiento de algo, porque si la información está sujeta a tus sentidos, a tu interpretación subjetiva, deja de ser conocimiento. Por eso, es fundamental que tus sentidos se sometan a una constante depuración por parte de tu intelecto para que, de esta manera, el filtro a través del cual reciban la información esté lo más limpio posible y pueda discernir mejor.

¿CÓMO SE LLEGA AL DISCERNIMIENTO?

Puedes llegar al discernimiento **cuando empiezas a responder desde tu intelecto y, para ello, es necesario que neutralices la información que recibes a través de los sentidos**, que te desapegues de la realidad y te conectes con tu alma, para saber lo que realmente siente y desea, sin dejarte atrapar por los deseos del Ego.

Mi ego no quería tomarse los aceites, no le gustaban y no sentía placer, pero mi intelecto sabía que eso era bueno para mí, para superar la psoriasis, así es que, en aquel momento, mi mente estaba controlada por el intelecto y tomó la acción más beneficiosa a largo plazo.

¿SE PUEDE VIVIR SIN PENSAR?

Quien piensa es tu mente, por eso, cuanto más conectada esté contigo, mejor sabrás lo que te conviene y lo que no. Cuando vives más conectad@ con tu alma, desarrollas tu intuición. Esto provoca que tengas menos miedos al actuar, por lo tanto, necesitarás pensar menos, porque sabrás, sentirás, con esa certeza interna que caracteriza a la intuición, lo que has de hacer sin la necesidad de pensar tanto ni de darle tantas vueltas a las cosas.

¿CÓMO SABES SI TE ESTÁS EXPRESANDO A TRAVÉS DEL EGO?

Para poder salir del ego, lo primero que tienes que hacer es identificar cuándo te estás expresando a través de él. ¿Y cómo sabes esto?

Cada vez que emites un juicio o un adjetivo para describirte, para describir a otra persona o al mundo es tu ego quien lo hace. Es decir, cada vez que lo haces, te estás expresando a través del ego.

Todo este malestar interno te lleva a la separación y al sufrimiento. No es fácil separarse del ego porque está muy relacionado con el niño o niña que llevas dentro. Cuando te hacen cosas que no te gustan o te molestan, es probable que sean cosas no resueltas de tu infancia. Al nacer, no te sentías separado del resto, pero, poco a poco, te identificaste con lo que te decían que eras.

Créeme, eres mucho más que el nombre que tienes, la profesión a la que te dedicas, tus características físicas, el rol que representas, etc. Eres una conciencia infinita expresándose en un cuerpo finito.

EL EGO ES UNA ELECCIÓN

Cuando empiezas a tomar conciencia de que eres alguien con unas características concretas, empiezas a vivir desde el ego, pero claro, cuando esto sucede, tú todavía eres pequeñ@ y no te paras a reflexionar sobre ello, simplemente, aprendes que es así, te parece normal, tanto que te acostumbras a vivir así.

Cuando eres mayor, con las experiencias que vives, comienzas a darte cuenta de que hay cosas que tienes que sanar de la infancia, porque impiden que seas realmente feliz. Si te ha sucedido esto alguna vez, es el momento de que te cuestiones si quieres seguir o no atad@ a algo que te limita, algo que has creído que eras, pero que no es la verdad.

Eres libre de decidir, pero si decides vivir desde el ego has de saber que estarás condicionad@ por las formas, por la dualidad y aceptar que eso puede llevarte al sufrimiento, muchas veces innecesario.

¿QUÉ TE ATA AL EGO?

Hay dos aspectos fundamentales que te atan al ego:

1. **La necesidad de sentirte especial.** Como el ego busca la separación, selecciona características que tú tienes que te hacen sentir especial y, poco a poco, ha generado una imagen de ti, con la que te has identificado. Justamente, eso es lo que te cuesta soltar. ¿Y sabes por qué? Porque estás tan identificado con lo que el ego te ha dicho que crees que soltar el ego sería como si ese personaje que eres desapareciera, como si sintieras que te mueres. Hay un libro muy recomendable, se titula *Morir para ser yo,* de Anita Moorjani. En este libro, ella explica su perspectiva de cómo la experiencia del cáncer le sirvió para despertar y curarse. En ocasiones, puede ser necesario soltar a ese "personaje" que crees que eres, para poder disfrutar de tu yo más auténtico.

2. **La falta de responsabilidad.** No se trata de que seas irresponsable, pero cuando, en algún aspecto, acabas culpando a los demás de lo que te pasa y,

más aún, de tus reacciones a las cosas que te suceden, no estás asumiendo, en ese aspecto en concreto, la responsabilidad de tu vida. Responder es
dar una respuesta, al no hacerlo eludimos nuestra
responsabilidad. Como el ego se basa en las formas
y en sus deseos de placer, cuando no siente placer,
busca culpar a los demás. Y, lo peor de esto, no es
que te hace irresponsable en esa área de tu vida,
sino que te quita el poder de actuar, porque como
crees que los demás son los culpables y los que tienen que solucionar las cosas, te acabas creyendo
que tú no puedes hacer nada.

¡Parece un bucle, pero se puede salir de él!

EL EGO Y EL SUFRIMIENTO

Cuando el ego controla tu mente, estás como en una montaña rusa, si todo te va bien te vienes arriba, pero si no es
así, sufres. Y tu vida se ve condicionada por logros, palabras y gestos que son efímeros y pasajeros.

Por eso, **tomar el control de tu mente es fundamental**,
si la que te controla es ella a ti, vivirás creyendo que lo que
piensas es la única verdad y no serás consciente de que lo
que sientes viene condicionado por lo que piensas, y eso
limita tu forma de ver el mundo.

Tu mente te miente, lo hace muchas veces y, cuando te
centras solo en un único punto de vista y cierras la puerta a
otras posibilidades, puede suceder lo siguiente:

- Si tu punto de vista es el correcto, sentirás paz interna.

- Si tu punto de vista no es el correcto, no te sentirás
  bien y empezará tu sufrimiento.

El punto de vista correcto es el que te hace sentir bien, de lo contrario, te estarás generando un conflicto a nivel interno, entre tus propios valores, que desgastará tu energía. Esto no tiene nada que ver con llevar la razón, ni con ganar, si no con ser y actuar de forma congruente.

Cuando sufras, pregúntate:

¿Puedo evitar ese sufrimiento?

> Si, al revisar tu punto de vista, tienes en cuenta también el de los demás, amplías tu margen de tolerancia y podrás llegar a aceptar que otros no piensen como tú y que no hagan lo que tú harías. Recuerda "**aquello a lo que te resistes, persiste**".

¿QUÉ ES EL SUFRIMIENTO?

EL SUFRIMIENTO ES TU RESPUESTA HACIA ALGO

El sufrimiento es una elección propia, puede sonarte raro, pero es así. **Elegimos sufrir porque, a cambio de ese sufrimiento, obtenemos algo.** Cuando sufrimos, no solamente nos sentimos vulnerables, sino que, a los ojos de los demás, también nos mostramos vulnerables y esto provoca que nos presten más atención.

Sea lo que sea lo que obtienes a cambio de sufrir es fundamental que empieces a revisarlo porque es lo que te va a dar la clave de muchas cosas en tu vida.

¿PARA QUÉ UTILIZAS TU SUFRIMIENTO?

No es fácil responder a esta pregunta, implica mirar hacia dentro y reconocer nuestras carencias. Pero, créeme, este acto de introspección es altamente saludable y tendrá muchos beneficios para ti.

Del mismo modo que, si te quemas con la plancha, el dolor de la quemadura se convierte en un aviso de que la plancha estaba demasiado caliente, cualquier otro dolor también te está dando información. Pero una cosa es el dolor y otra, el sufrimiento. **El dolor es inevitable, el sufrimiento se puede evitar.**

El dolor y los miedos son grandes enemigos de la felicidad y el bienestar, te hacen cada vez más pequeñ@ y te generan una presión interior que puede llevarte a perder el encanto por la vida; debilitan tu sistema inmunológico, tu nivel energético, tu fuerza mental y vital. Van envejeciéndote sin que te des cuenta.

Durante el tiempo que he estado escribiendo este libro, se han quitado la vida varias personas que conocía por no saber salir de la depresión en la que estaban. Esto me ha dado aún más fuerza para escribirlo.

Cuestiona tu mente y deja de creerte todo lo que pasa por ella, como si fuera la única verdad absoluta. Sé que esto **requiere mucha humildad por tu parte y una voluntad de aprendizaje** para aceptar lo que haces mal y aprender cosas nuevas.

Comprométete contig@ mism@ y no culpes a nadie de lo que te sucede. Recuerda que si culpabilizas a los demás, pierdes poder para actuar porque se lo das al otro para que solucione lo que te sucede. Si te está pasando a ti, es porque tú tienes poder para solucionarlo, porque tienes que aprender la lección que hay detrás, por muy injusto que te parezca.

Parece incongruente, pero esto lo hacemos con mucha frecuencia. Como ya conoces, el ego es el que se rige por el principio de separación y, por esto, distingue entre tú y los demás. Pero, justamente por este motivo, siempre será limitado porque está sujeto a una percepción subjetiva de forma, que cambia con el tiempo. ¿Recuerdas lo grande que te parecía la pizarra de clase cuando eras pequeñ@?

Comprendemos el mundo a través de la idea de la dualidad, entendemos el blanco porque conocemos el negro, el frío por el calor, la luz por la oscuridad. Este aprendizaje, a través de los opuestos, forma parte de la vida, pero puede limitarte, si dejas de ver que esos opuestos forman parte de una realidad mayor que los incluye y que ya no es dual.

He creado esta fórmula a través de mi experiencia y quiero compartirla contigo. Cuando estoy sufriendo es porque una de estas variables está mal ejecutada:

FÓRMULA PARA SALIR DEL SUFRIMIENTO Y ALCANZAR LA FELICIDAD

FELICIDAD = (COMPRENSIÓN + ACEPTACIÓN) x (PACIENCIA + HUMILDAD) = REPONSABILIDAD + PODER

El otro y tú formáis parte de la misma energía que se va transformando, al entenderlo, te dejas de identificar con la materia porque sabes que, al final, desaparece. Así es que aceptas al otro como es porque sabes que, en su espejo, está tu aprendizaje. En este proceso de aprender, eres consciente de que vas a vivir emociones positivas y negativas, porque el mundo de las formas es dual. Y, si tienes paciencia y humildad, descubres que tu aprendizaje depende de la manera en que te responsabilizas de tu vida. Y cuando eres capaz de ir más allá de las formas y trascenderlas, descubres la lección que esconden y recuperas tu poder personal, tu confianza en la vida y Felicidad viene a ti."

¡Y si le aplicas un toque de humor en tu vida cotidiana, todo se vuelve más fácil! Recuerda que, como decía Charles Chaplin, *"Un día sin sonreír es un día perdido"*.

LA VIDA NOS CONFRONTA PARA APRENDER

Absolutamente todo lo que nos pasa esconde una lección detrás que hemos de descubrir.

Cuando te planteas la vida así, en lugar de ver problemas y sufrir, verás retos y oportunidades para crecer. Y eso te hará desarrollar nuevos recursos en ti.

Así, ¡a más retos, más recursos!

¡A más recursos, más capacidad de respuesta!

¡A más capacidad de respuesta, más posibilidades de acertar!

¡A mí me parece una razón genial para empezar a ver los problemas desde otro punto de vista!

¿CÓMO SALIR DEL EGO?

Trascender el ego implica observarte, tener tiempo para tu silencio, descontaminarte de los ruidos externos y escuchar esa voz que hay en ti y que forma parte de tu intuición.

Esa es la voz de tu conciencia.

Es muy frecuente vivir pensando que nuestra existencia está limitada a esta vida y que, por eso, nos identificamos con lo externo, tanto en lo que somos como en lo que tenemos. Pero, en realidad, nuestra conciencia es ilimitada y el tiempo es una variable eterna. (Esto lo verás, ampliado, *El Tiempo,* en el Apartado 19 del Bloque III).

Vivir en el ego y en sus limitaciones, nos hace sufrir.

Podrás comenzar a dejar de identificarte con el ego al comprender que no eres ni más ni menos que nadie, que eres igual de divino o de especial. Cuando entiendas que los demás también se equivocan porque, como tú, están experimentando, serás capaz de aceptarlos y comprenderlos, desde la compasión, y podrás desapegarte de lo que te hagan, con más facilidad.

Perdona, no te aferres a nada y recupera tu poder para actuar, soluciona los retos de tu vida y tendrás menos ego y más paz interior.

[5] CÓMO ACTÚA EL INTELECTO

¿Cuál es la tarea más difícil del mundo? Pensar.

-Ralph W. Emerson-

El intelecto es la parte de tu mente más sutil, relacionada con el elemento fuego, es la que tiene más luz para discernir lo que es beneficioso o no para ti, ya que es la parte que está más conectada con tu alma, por eso puede ofrecer una respuesta más neutral que el Ego. **El intelecto tiene tres funciones: discernimiento, aceptación y desapego.**

Al observar lo que te sucede con desapego, el intelecto actúa con más neutralidad.

Si la información que le llega a tu intelecto es lo más pura y neutra posible, llegará, más fácilmente, al discernimiento. Por ejemplo, si de pequeñ@ te mordió un perro y aquella experiencia quedó almacenada en tu memoria, a tu ego no le gustarán los perros y no querrá estar cerca de ninguno, pero, si dejas actuar a tu intelecto, puede que llegues a la conclusión de que aquello te sucedió una vez y no tiene por qué repetirse, que todos los perros no son iguales y que hoy tienes más recursos para defenderte, etc. De este modo, podrás vivir la situación sin miedo.

Recuerda que habrá más discernimiento cuánto más pura y neutra sea la información que recibes. Para que esto suceda, evita identificarte con lo que ves, con lo que escuchas y, en este proceso de desidentificación, podrás actuar con neutralidad, porque tu intelecto tendrá más claro lo que es verdad y lo que no.

> **En cuanto empieces a practicar el desapego, te harás observador de la realidad y tu percepción tendrá cada vez más calidad.** Esto te hará ser menos reactivo y, con el tiempo, te dará mayor tranquilidad y paz. Puedes comenzar a ponerlo en práctica desde hoy mismo, para empezar a adquirir nuevos hábitos beneficiosos y saludables para ti.

La mente, condicionada por memorias, lleva al sufrimiento cotidiano. Así, vivimos sufriendo si alguien nos ha dicho algo que no nos gusta, si hemos perdido algo material, si algún ser querido se enferma, etc. Todo ello se queda almacenado. Existe una parte de ti, tu memoria subconsciente, que almacena datos cotidianamente y que es conveniente que filtres y que limpies. En ella, se guarda información a la que se recurre para evaluar lo que nos sucede, es decir, esa información almacenada te sirve de referencia, como si fuera una biblioteca y, si no está convenientemente depurada y clasificada, puede acabar descontrolando tu vida.

Podemos vivir años, incluso, bajo valores que son parte de los valores tradicionales de la familia en la que nacemos, pero que no son los valores profundos que nos hacen sentirnos realizados. En ocasiones, todo esto está tan integrado dentro de nosotros que ni tan siquiera nos lo llegamos a cuestionar, por lo que vivimos sin ser del todo felices y, lo que es peor, sin saber el por qué. ¿Te suena aquello de: el abuelo era abogado, el padre era abogado y el hijo, que también estudió para abogado, a los cuarenta se da cuenta de que no es feliz ejerciendo la abogacía?

[6] LA MENTE TAMBIÉN SE ENSUCIA: CÓMO LIMPIARLA

Tu cuerpo físico se ensucia y procuras mantener una higiene para sentirte saludable y bien. Tu mente que, como ya sabes, es un órgano físico, también se ha de alimentar y limpiar. Cuerpo y mente están relacionados y afectan el uno al otro.

SI HAY TOXINAS EN LA MENTE, HAY TOXINAS EN TU CUERPO

Tu mente se ensucia, se contamina a diario porque recibe una cantidad enorme de estímulos de información que se van almacenando.

Todo ello va llenando tu subconsciente de información que a ti te condiciona, lo quieras o no, seas consciente o no, y así, tu subconsciente va almacenando basura mental que cuando se satura, descarga en tu inconsciente. Por eso, igual que limpias tu cuerpo cada día has de limpiar tu mente también a diario. Lo que piensas, lo que haces, lo que dices, lo que escuchas, lo que tocas y lo que te toca es escuchado por tu cuerpo físico y recibido por tus células.

Descontaminar tu mente implica, por lo tanto, la descontaminación de tu cuerpo físico. Es decir, una buena

salud mental provocará una buena salud en tu cuerpo. Tener esto en cuenta es básico porque, en muchas ocasiones, nos preocupamos demasiado del exterior sin tener en cuenta que **la salud va siempre de dentro hacia fuera, igual que la belleza.**

Mi madre decía, "no es más limpio el que más limpia, sino el que menos ensucia", ella se refería a la casa. Pero este principio es válido para todo. Si limitas la cantidad de basura que entra en tu mente a diario, menos tendrás que limpiar. Tomar conciencia de todas las cosas que te influyen y el modo en el que lo hacen podrá hasta sorprenderte y te acabará beneficiando porque convertirá a tu intelecto y a tu memoria en una caja de herramientas muy útil con la que mejorar tu vida.

El fin es que consigas hacer de tu mente tu mejor amig@, alguien que tenga educación y respeto por tus emociones, por tu cuerpo, por tus sueños. Así es que lo mejor es llenarla de estímulos, programas y datos que te encante llevar dentro de ti, porque todo ello vestirá tus ideas, peinará tus pensamientos, perfumará tu olor y tu energía y acabará configurando en ti una imagen mental tanto tuya, como de la vida que, ¡cuanto más favorable sea, mejor!

> **Perdona a tu mente cada día, por su manera equivocada de percibir el mundo y edúcala para que se convierta en el sirviente que te mereces tener.**

¿CUÁNDO DESCANSA LA MENTE?

De la misma manera que **tu corazón descansa entre pulsación y pulsación, la mente descansa entre pensamiento y pensamiento.**

Cuando tu corazón se acelera, la pausa que realiza es más pequeña, y existe un momento en el que sientes que el corazón te pide parar, porque cuando el corazón se contrae, impide el paso de la sangre y eso disminuye la nutrición en tu organismo.

Algo parecido sucede con la mente. Cuando en tu mente hay mucha agitación y actividad, no tiene descanso. Por eso, **es fundamental que realices alguna actividad meditativa que aumente ese espacio entre pensamiento y pensamiento ya que, en ese espacio, es cuando la conciencia del alma pura se manifiesta, cuando las respuestas vitales que necesitas vienen a ti y esto nutre a tu mente y a tu alma.**

Dale un descanso a tu mente cada dos o tres horas, cierra los ojos y quédate en un lugar tranquilo, consciente de tu respiración, solamente. Enseguida notarás bienestar.

CÓMO LIMPIAR LA MENTE

Al igual que tu cuerpo físico, tu mente es materia que, a diario, recibe una cantidad enorme de información y la va almacenando. Del mismo modo que limpias tu cuerpo cada día, has de limpiar tu mente para que no acumule basura. Para ello, practicar **ejercicios de conciencia plena** es muy efectivo porque un exceso de actividad mental puede llevarte a sentir estrés y enfermar tu cuerpo físico.

Puede que ya te dediques a meditar, que hayas comenzado hace poco o que no lo hayas practicado nunca. En cualquier caso, has de saber que la meditación es una de las mejores terapias relajantes para tu cerebro y purificadoras para tu mente.

> **Los efectos beneficiosos de la meditación son inmediatos.**

Tus ojos reciben luz, la luz en forma de impresiones que quedan grabadas en la retina y son reconocidas después por tu cerebro. Los ojos están relacionados con la luz, la luz con el sol y el sol con la energía del fuego. **Cuando cierras los ojos para meditar y vas a hacia dentro, es como si bloquearas por unos instantes tu ventana de conexión con el exterior y la luz que ya tienes, el fuego que ya posees, es utilizado para ver en tu interior.**

Existen multitud de técnicas de meditación que puedes practicar y cada una de ellas tiene unos efectos porque activan diferentes áreas del cerebro:

> ➤ **Técnicas de meditación basadas en la concentración**, por ejemplo, en la respiración, la llama de una vela, una imagen, etc.

> ➤ **Técnicas de meditación basadas en la observación** como el Mindfulness y otras prácticas, que se enfocan en el monitoreo de las sensaciones y pensamientos que fluyen en el cuerpo y en la mente y la atención desapegada de ellas.

> ➤ **Técnicas de meditación basadas en la trascendencia**, por ejemplo, en el uso de un mantra o una palabra de forma repetida hasta que el propio sonido se diluye en una conciencia profunda.

La práctica de ejercicios de presencia plena, como ejercicios de respiración, yoga, meditación, mindfulness, etc., son fundamentales para aquietar la mente en el ritmo de vida que llevamos hoy en día.

¡Atrévete a experimentar y elije la que mejor te haga sentir!

[7] LA GRAN METÁFORA DE LA MENTE

"Si enciendes una luz para alguien, también iluminará tu camino."

-Buda-

Las escrituras védicas sagradas del hinduismo explican el complejo sistema mental con la metáfora de un carruaje que, además de muy interesante, es muy esclarecedora.

Empieza por imaginar que eres el dueño de un carruaje que está tirado por cinco caballos. Tú estás sentado en ese carruaje, pero no lo conduces. Las riendas del carruaje las lleva un cochero.

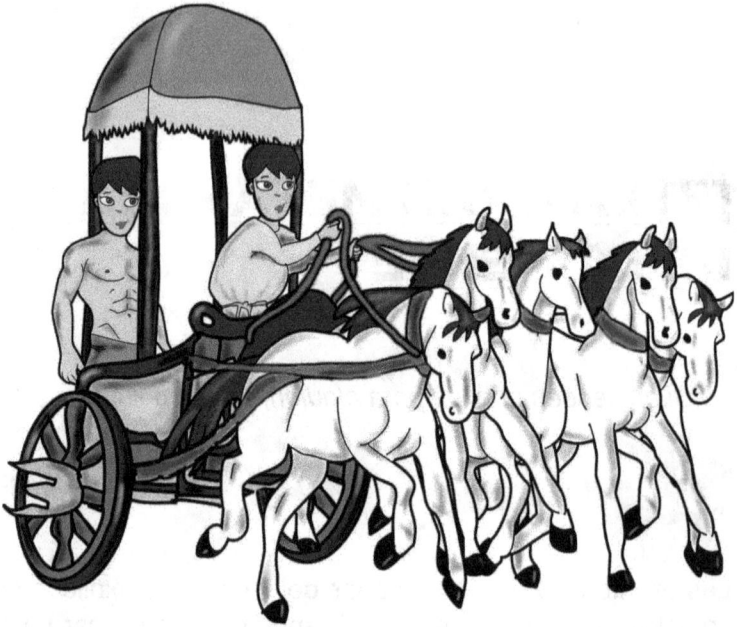

En esta metáfora de tu vida:

- ✓ **El dueño del carruaje eres tú**, tu espíritu, tu alma, que es quien realmente sabe a dónde quiere que vaya el coche.

- ✓ **El carruaje representa a tu cuerpo físico**.

- ✓ **El cochero representa** la parte de tu mente que está conectada con tu alma, **tu intelecto**.

- ✓ **Las riendas representan a tus pensamientos** y a la parte más densa, **al ego**.

- ✓ **Los caballos representan a tus emociones e instintos** y están relacionados con tus cinco sentidos porque son las emociones que te hacen moverte.

Naces en un cuerpo físico, tu carruaje, y, en algún momento de tu vida, empiezas a sentir emociones e instintos que te llevan a moverte. Están representadas por los caballos porque impulsan tu movimiento. Cuando la mente y el alma están conectadas, nosotros y el cochero también lo estamos, por eso, el cochero sabe, perfectamente, a dónde queremos ir. Le hemos transmitido nuestros pensamientos con claridad y han inspirado a que los caballos comiencen su movimiento.

Nuestra voluntad y la del cochero son la misma; alma, intelecto y cochero están conectados, por eso, puede actuar con inteligencia y controlar a los caballos para dirigir con armonía el viaje de nuestra vida. Así, los caballos, que son nuestras emociones e instintos, también estarían dominados por las riendas de la mente, que representan al ego, y, de esta manera, sacarían todo su potencial emocional y tirarían del carruaje con eficacia y rapidez.

¿QUÉ ES LO QUE NOS SUCEDE A MENUDO?

Que no le decimos al cochero dónde queremos ir y los caballos (tus emociones e instintos que se basan en lo que perciben los sentidos) hacen lo que quieren, de manera que ahora paran, ahora beben, ahora comen, ahora cambian el rumbo, etc. Y nosotros, allí, subidos a ese carro, a merced de lo que hagan, sin control ni dominio de nuestra vida y, encima, quejándonos porque "hay que ver qué mal que está el camino". Pero allí vamos, subidos, sin responsabilizarnos de nosotros, ni del cuerpo que ocupamos (el carruaje), al que deberíamos proteger para que el tiempo que dure se conserve lo mejor posible, ni de los caballos.

¿Te resuena esto?

Al no tomar conciencia de ello, vivimos el viaje de la vida reaccionando emocionalmente a lo que dicen nuestros sentidos, sin controlarlos, ni anticiparnos a la acción para dirigir nuestra vida hacia el lugar en el que verdaderamente queremos estar.

Como ves, así es difícil llegar a tu destino. **Es fundamental que tu mente cotidiana esté conectada con tu intelecto para que te ayude a controlar tus emociones (a los caballos) y puedas llegar a donde quieres ir.** Esta es tu fuerza mental. Cuando nos encontramos ante sucesos que nos afectan, a nivel emocional, es básico que las riendas estén controladas, para que nuestras emociones no se desborden (y los caballos no se desboquen).

¡TOMA LAS RIENDAS DE TU VIDA, TOMA EL CONTROL DE TUS EMOCIONES Y VIVE LA VIDA QUE QUIERES!

BLOQUE III:

22 FACTORES QUE TE INFLUYEN A DIARIO

"Eres inseguro porque el interior no puede soportar la presión del exterior."

Yogi Bhajan

Con esta frase resume el maestro Yogi Bhajan una enorme sabiduría. Como seres vivos, estamos en continuo contacto con el exterior, con espacios y con otros seres vivos. Esto significa que los cinco elementos de los que estás hecho están interactuando, constantemente, con los que componen las distintas materias de tu entorno. El contacto que mantienes con el exterior lo percibes a través de tus cinco sentidos y, mediante ellos, intercambias energía.

Cuando supe esta información, sentí una sensación de conocimiento profundo y, sobre todo, de aceptación de lo que soy. Saber que hay cosas que me influyen, de una manera específica, me ayudó, enormemente, a percibir mi propia naturaleza, bajo un punto de vista que no había considerado antes. De hecho, saber que esa naturaleza también es cambiante y que esos cambios podían llegar a alterar mi sistema de Doshas ha sido determinante para mí, para mantener en equilibrio, mi cuerpo y mi mente en la sintonía de lo que quiere mi alma.

Por eso, ahora que ya conoces tu sistema de Doshas y de Gunas y algunos conceptos sobre la mente, en este tercer bloque, quiero presentarte **los factores que más te influyen y cómo puedes contrarrestar esas influencias para que te mantengas en equilibrio, feliz, saludable y con más energía**.

Tanto si vives en el campo, en la montaña, en la playa, en un pueblo o en una gran ciudad, no podrás escapar al impacto que el exterior tiene en ti.

Esto es porque los cinco elementos, los Gunas y los Doshas están presentes en toda la creación, de manera que hay multitud de cosas que te están influyendo día a día y su impacto viene dado por el modo en que se filtra la información que le llega a tu mente y a tus sentidos. Recuerda que

Tu mente te miente porque esta percepción puede estar condicionada.

La energía vital de cada persona depende de su estado físico, emocional y mental.

Toma conciencia de lo que te sucede y establece rutinas para ir equilibrando tu energía, esto te ayudará a mantener la salud, porque **la salud es** justamente eso, **un equilibrio entre lo que eres, lo que sientes, la actividad que realizas, lo que comes, cómo duermes y el modo de relacionarte con lo que te rodea.**

¡Tú tienes un impacto en el mundo y el mundo tiene un impacto en ti!

Cuando algo te afecta a nivel físico, también lo hace a nivel energético, mental y emocional; puede alterar cualquiera de estos tres cuerpos porque están interrelacionados. Por eso, si **la presión que el exterior ejerce sobre ti es más grande que la que puedes soportar, te desarmonizas y tus Doshas se ven alterados.**

Existen unos ritmos biológicos, diurnos y nocturnos, llamados circadianos y nictemerales. También hay ritmos mensuales, estacionales, otros relacionados con las etapas de la vida y con los ritmos hormonales. El estudio de todo esto se llama Cronobiología. **El conjunto de ritmos está conectado con el medio ambiente y sincronizado con él. Se producen cambios energéticos, climáticos, sociales, laborales y cósmicos que te influyen y que has de conocer.** No hay nadie como tú, y tu gasto energético, físico y emocional es único, por eso, has de aprender a gestionarlo.

La información que viene a continuación, te va a ayudar a comprender cuál puede ser tu rendimiento, la inclinación de tu conducta, las enfermedades a las que tenderás, las profesiones y ejercicios que más se te ajustan a ti, la alimentación que te mantendrá más saludable, los hábitos de sueño, actividad, sexo, etc., con los que te sentirás mejor.

¡Imagina lo útil que puede ser conocer esto para ti y para todos los que te rodean!

¡Veamos los 22 factores que te influyen a diario y cómo puedes contrarrestar esa influencia!

Y recuerda:

"Cuando debemos hacer una elección y no la hacemos, esto ya es una elección."

-William James-

[1] LA ALIMENTACIÓN

No solo nutres tu cuerpo, ¿qué comen tu alma y tu mente?

"Los alimentos que usted come pueden ser la forma más segura y más potente de medicarse, o la forma más lenta de envenenarse."

-Ann Wigmore-

¿QUÉ ES ALIMENTO?

¡Para el Ayurveda, **alimento es todo lo que entra por tus sentidos!** ¡Sí, sí, lo que lees! Además de comer por la boca, también comes por el oído, por la vista, por el tacto y por el olfato.

¿Sabías que sentarte a la mesa y comer cualquier cosa provoca un efecto en ti, no solamente en tu salud física, sino también en tu salud mental y emocional?

Pues así es.

Es fundamental que aprendas a ser selectiv@, cuidados@ con lo que te rodea porque todo aquello con lo que estés en contacto será absorbido por tus sentidos y alimentará tu cuerpo físico, mental y emocional.

La alimentación de tu cuerpo físico está condicionada por distintos factores:

- ✓ La estación del año en el que estás; no comes lo mismo en verano que en invierno.

- ✓ La hora del día a la que comes; no necesitas comer lo mismo al mediodía que por la noche

- ✓ Tu sistema de Doshas y Gunas, que van a determinar unas tendencias físicas y mentales.

¿Conoces la diferencia entre el metabolismo diurno y el metabolismo nocturno?

Durante el día, el metabolismo es transformador, se encarga de transformar los alimentos en energía y, por la noche, es nutritivo, porque nutre y repone tus tejidos.

EL ALIMENTO DE TU ALMA

TU ALMA TAMBIÉN SE NUTRE

Su alimento es más sutil, pero no por ello, menos importante. El amor, las emociones positivas (la compasión, la generosidad, la amabilidad, la comprensión, el perdón, la tolerancia, la alegría, la ilusión, la paciencia, el optimismo, la felicidad, la amabilidad y el silencio de calidad son un buen alimento para tu alma.

Escucha a tu alma lo que le hace feliz y dedícate a dárselo. Notarás de inmediato los beneficios en tu cuerpo físico, emocional y mental.

Recuerda:

"Las enfermedades del alma son más perniciosas que las del cuerpo."

-Cicerón-

EL ALIMENTO DE TU MENTE

Tu mente se alimenta de todo lo que le entra por tus sentidos físicos.

Lo que ves, lo que escuchas, lo que comes, lo que hablas, lo que tocas, lo que te toca, etc. Todo ello constituye alimento para tu mente y el ego decide si le gusta o no le gusta, pero no tiene la cualidad para discernir si es bueno o no para ti, recuerda que esa cualidad corresponde al intelecto.

Por ello, es fundamental que te mantengas presente y conectado con tu alma para que puedas discernir si lo que te alimenta, realmente, te nutre.

Puedes plantearte, por ejemplo:

- ¿Ver tragedias en la televisión es beneficioso para ti? ¿Te hará sentirte mejor?

- ¿Estar en compañía de aquella persona que continuamente se está quejando crees que alimenta tu mente de cosas buenas?

- ¿Escuchar música con letras deprimentes, es un buen alimento para tu mente?

Tu dieta también aplica a este nivel, no solamente a los alimentos que ingieres. **Aprender a filtrar esto para llenar tu mente de cosas sáttvicas que te lleven a ser más puro, más auténtico y más feliz, es todo un arte en la alimentación.**

EL ALIMENTO DE TU CUERPO

Cada cuerpo tiene una combinación de Doshas y, en función del estado en el que está esa combinación, necesita una alimentación u otra. A todas las personas no les afectan por igual las estaciones del año, ni tienen el metabolismo igual de rápido o de lento, ni la misma edad biológica. De hecho, ni a ti mism@ te afectará igual un alimento, un día u otro.

Por ejemplo, si en tu cuerpo hay mucho elemento fuego, eres Pitta, si, además, estás en verano, tomar alimentos muy calientes puede aumentar ese elemento dentro de ti y llegar a desarmonizarte. El mismo alimento tomado en invierno, provocaría en ti un efecto menos intenso.

Nos engordamos y enfermamos porque nuestros Doshas se desequilibran, no es más que una desarmonía interna que se manifiesta en el exterior en forma de quilos o de enfermedad. Por eso, es conveniente saber si nuestra estructura es similar a la que teníamos cuando éramos pequeños o si ha variado. Hay niños que de pequeños son muy delgados y de mayores se engordan mucho, aquí hay una desarmonía que estudiar, por ejemplo. Recuerda tu infancia, ¿tu constitución era similar a la que tienes hoy?

Si ha variado, es interesante que restablezcas tu equilibrio, para que puedas sentirte bien.

¿CÓMO PUEDES SABER SI UN ALIMENTO TE BENEFICIA?

El Ayurveda hace una clasificación de los alimentos en función de unas cualidades que reconoce en base a un sistema de opuestos. Así, hay alimentos que se consideran:

Pesados o ligeros; lentos o agudos; fríos o calientes; oleosos o secos; viscosos o ásperos; densos o líquidos; blandos o duros; estáticos o móviles; gruesos o sutiles; pegajosos o claros.

En base a esta clasificación de las cualidades, puedes encontrar por internet **listados de alimentos que son beneficiosos o perjudican los Doshas.** Ten presente que es una guía general y que el Ayurveda hace tratamientos individualizados. Tú tienes una composición concreta en tu cuerpo y lo ideal es que observes en ti el efecto de los alimentos y no lo tomes como una guía inamovible. No obstante, tener esta referencia puede servirte para saber que hay cosas que te convienen, más o menos, por tu propia constitución.

Un dato curioso:

¿Sabías que la cerveza es un elemento que calienta el cuerpo? ¿Has observado alguna vez que las personas que se beben varias cervezas siguen teniendo calor? ¡Esto es porque este alimento genera calor dentro del cuerpo!

RECOMENDACIONES PARA COMER BIEN

Ya lo decía Hipócrates y cuánta razón tenía *"Que tu medicina sea tu alimento, y el alimento tu medicina"*. Para ello, hay distintas variables que influyen en tu alimentación y que es bueno que conozcas:

- **EL TIPO DE ALIMENTO QUE COMES:** Una dieta sáttvica de alimentos puros, lo menos cocinados posible, en los que veas, claramente, la relación entre ellos y la luz del sol, es una dieta altamente recomendada para todas las personas.

- **LA HORA DEL DÍA: Por la mañana, es beneficioso que bebas algo que te haga eliminar las toxinas del cuerpo** (puede ser agua caliente con limón, con jengibre, una infusión). Y es recomendable que no comas nada hasta dos horas después de levantarte, ya que, la mañana, es el mejor momento para eliminar. Si en lugar de dos horas, estás tres, pues aún mejor, porque es el momento que tu cuerpo aprovecha para limpiarse. Y, de la misma manera, que no limpias una casa igual en dos o en cuatro horas, la limpieza de tu cuerpo no va a ser la misma si le dejas hacerlo en dos o en cuatro horas. **Existe una franja en la que tu capacidad digestiva es mayor, de diez a dos del mediodía.** En esta hora, tienes más fuego digestivo y esto hará que se puedan transformar con más rapidez los alimentos, es decir, que tu metabolismo sea más rápido. **Por la noche, es bueno que cenes en torno las ocho de la noche.** También es positivo para ti **que esperes un par de horas antes de irte a dormir** porque de 22h a 2h de la madrugada es la mejor hora para la nutrición del cuerpo. Estos intervalos pueden variar en verano y en invierno, debido a que el sol tarda más o menos en salir y en ponerse.

- **EL ESTADO EMOCIONAL EN EL QUE COMES:** Si te comes una comida altamente alcalina y sáttvica, llena de alimentos puros que tienen mucha energía del sol, pero lo haces bajo un estado de estrés, o de **emociones negativas (enfado, miedo, rabia, angustia, etc.), estás condicionando esos alimentos y la manera en que tu cuerpo los va a recibir.**

Tu mente tiene un poder impresionante sobre esto, así que es fundamental que no comas en esos estados porque puede llevarte a comer con ansiedad y a tener malas digestiones. Y, después de hacerlo, si un alimento no te sentara bien, en realidad, podría ser porque no te los has comido en el estado emocional adecuado.

- **EL ESTADO EMOCIONAL EN EL QUE COCINAS:** Del mismo modo, que te influye en la asimilación de nutrientes el estado emocional en el que te los comes, **las emociones que sientes cuando cocinas también influyen en los alimentos**. Tus pensamientos caen como especies en la comida y tu comida tendrá un efecto u otro en las personas que se la coman. Trata a los alimentos con el respeto que merecen, agradece poder alimentarte con ellos. Hay una maravillosa película titulada *Una pastelería en Tokio*, de Naomi Kawase, que ejemplifica con gran belleza el cuidado de los alimentos al cocinar. ¡Te la recomiendo!

- **LA MANERA EN QUE LO COMES:** El proceso de la digestión comienza en tu boca y **es fundamental que mastiques bien los alimentos, que respires adecuadamente**, de manera que oxigenes tu cuerpo y lo prepares para el proceso digestivo. **Come con presencia**, consciente del momento, de lo que estás haciendo, de que vas a nutrir tu cuerpo y tu mente **y siente la fortuna de poder hacerlo**, ya que hay muchas personas que no pueden.

- **LA CANTIDAD QUE INGIERES: Llenar tu estómago dos terceras partes es lo ideal, ingerir poco líquido y hacerlo a sorbitos, también.** Recuerda que en tu estómago hay fuego digestivo, si le añades mucho líquido lo apagarás y tu digestión será más lenta y más pesada.

- **LA MANERA EN LA QUE COMBINAS LOS ALI-MENTOS**: Todo no se puede comer con todo. Combinar alimentos dulces y salados puede crear gases, por ejemplo. Tu salud digestiva irá mejorando a medida que te hagas más consciente de cómo tus elecciones alimenticias te afectan. Nuestro cuerpo tiene una inteligencia innata, en cada una de tus células, que si lo permites, reconocerá lo que es más conveniente o menos para ti.

- **EL AYUNO.** Ayunar de vez en cuando es fundamental para que tu organismo se libere de toxinas. Todos los Doshas no tienen la misma resistencia al ayuno, algunos son más débiles físicamente, por naturaleza, como Vata, por ejemplo. Para todos es conveniente depurar el organismo de toxinas innecesarias. Cuando practiques un ayuno, observa cómo tu mente adquiere más rapidez y claridad.

Existen multitud de páginas en internet en las que podrás encontrar información acerca de la alimentación ayurvédica, los sabores, las cualidades de los alimentos e, incluso, recetas sencillas y saludables.

MI RECOMENDACIÓN PERSONAL:
Si te excedes en algo, COMPENSA.

Somos humanos y el secreto de todo en esta vida, incluso de nuestra salud, es el equilibrio. Buscar compensar los excesos con alimentos más sanos es fenomenal para ir educando tu mente. ¡Cuando te pases con algo, compensa!

¡Esto es válido para todo en la vida! ¡Compensa los excesos! (De palabras, de actividad, de sueño, de estrés, de enfados, etc.). ¡Y encontrarás tu equilibrio!

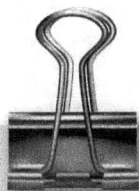

¿DE QUÉ MANERA TE MIENTE TU MENTE?

Tu mente te miente en la alimentación por dos cosas:

- Porque está acostumbrada a comer de una manera.

- Porque va a buscar cualquier argumento para que acabes comiendo lo que te gusta, aunque no te convenga. ¡Vigila!

Por eso, cambiar todos los hábitos de un día para otro no es recomendable.

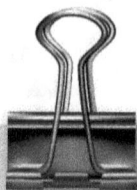

¿CÓMO ENTRENAR A TU MENTE?

El secreto es que vayas introduciendo, poquito a poco, pautas más saludables en tu alimentación. ¡En cuanto tu cuerpo vea que se siente mejor, tu mente verá que es bueno, y te ayudará a corregir las malas costumbres!

Para ello, cocina conscientemente y cuando te sientes a comer, realiza unas respiraciones profundas sintiendo el agradecimiento que provoca tener comida (recuerda que no todo el mundo tiene para comer y es un privilegio).

En la primera señal de que ya estás satisfecho, es conveniente que no sigas comiendo, ya que tu cerebro te está informando de que estás saciado. Igual te suena haber escuchado en tu infancia aquello de "no te dejes nada en el plato" y está grabado en ti, tanto que puede hacerte comer más de lo que necesitas. Empezar a comer con conciencia, pon menos cantidad en el plato, así no te sentirás culpable por dejar comida.

Observa cómo te sientes después de haber comido. Como dice Arguinano, "Las mejores digestiones son las que no se notan".

[2] LAS HORAS DEL DÍA

Minutos que suman, minutos que restan

¡VATA, PITTA Y KAPHA TAMBIÉN SE MANIFIESTAN EN LAS HORAS DEL DÍA!

Para el Ayurveda, las energías de Vata, Pitta y Kapha, se manifiestan en unas franjas horarias y, cada una de ellas, tienen unas características cósmico-ambientales que afectan a nuestro cuerpo y a nuestra mente:

HORAS VATA (De 2am a 6am – De 2pm a 6pm)

Vata, como energía del movimiento que representa la ligereza del aire, se manifiesta en las **primeras horas de la tarde y de la mañana**. Son horas en las que **predominan la actividad y el movimiento**, también a nivel nocturno, en tu actividad mental, por eso, es bueno que realices las actividades a esa hora, durante el día.

El elemento aire es el que **mueve todos los procesos que se realizan en tu organismo para revitalizarlo** durante la noche y para ayudarte a **eliminar las toxinas**, de ahí que se recomiende levantarte temprano. Recuerda que el prana es, también, la energía presente en el aire y, que al ser una hora Vata, hay más presencia de ese elemento en el ambiente, por eso, te sentirás con más energía.

HORAS PITTA (De 10 a 2pm – De 10pm a 2am)

Pitta, como energía de la transformación que representa la inteligencia, se manifiesta en las **horas medias**, cuando más energía se requiere para metabolizar la comida y la cena. Son las horas en las que el sol va hacia el punto más alto, **hay más elemento fuego**, que **te ayuda a digerir mejor** porque transformará mejor **los alimentos** en energía, y también a nivel mental, **te dará más capacidad de transformar la información que recibes**.

Como tu metabolismo nocturno además es regenerador de tejidos, cenar temprano, ligero y acostarte con la digestión prácticamente realizada, favorecerá esta regeneración interna y eso lo verás traducido en un despertar lleno de energía y un aspecto más saludable.

HORAS KAPHA (De 6am a 10am – De 18pm a 22pm)

Kapha, como es la energía de la solidez, la estabilidad y la cohesión, se caracteriza por su pesadez y lentitud, se manifiesta al **amanecer y al anochecer**, que son las horas en las que empezarás a notar cierto cansancio. De ahí que, **si en lugar de levantarte temprano, lo dejas para más tarde, tu metabolismo tardará también en despertarse y ralentizará tus procesos en general**, con lo cual, no acompasará tus ritmos biológicos a los ritmos del día.

Como ves, algo tan simple como no salir de la cama antes de las diez de la mañana, hará que el día te cueste mucho más. **¡Puedes comprobarlo por ti mism@!**

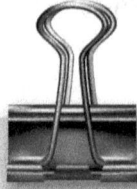

¿DE QUÉ MANERA TE MIENTE TU MENTE?

Antiguamente, la población seguía el rimo solar y la diferencia entre el ritmo diurno y nocturno estaba muy clara debido a la falta de luz artificial. Acababan sus tareas cuando se ponía el sol y se levantaban al amanecer. Pero al inventarse la bombilla, el sol dejó de ser un referente y las personas continuaban desarrollando actividades hasta tarde. Esto provocó que ya no se despertaran con la salida del sol o el canto de los gallos y, finalmente, provocó desarmonía en las personas y una serie de dolencias provocadas por el exceso de actividad.

Cuando estás en casa por la noche, con la luz encendida, lleno de estímulos (televisión, móvil, ordenador, etc.), tu mente no tiene claro si es de día o de noche. Si tú no eres consciente de que has de retirar la mente de tus sentidos físicos, ella continuará, hasta que, por agotamiento, te decidas ir a dormir. La mente necesita periodos de descanso, de lo contrario, aumentará la fuerza de Vata y puede que tus pensamientos tiendan a ser confusos, hacia la mente negativa, dispersos o con tendencia a la ansiedad y los miedos.

¡OBSERVA! ¡Para que tu mente no te mienta!

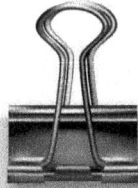

¿CÓMO ENTRENAR A TU MENTE?

- ✓ Procura comer a las horas de Pitta, más cantidad al mediodía que por la noche.

- ✓ Haz pausas antes de que estés cansado.

- ✓ Si tu actividad diaria te lo posibilita trata de acostarte más temprano, en torno a las diez o diez y media de la noche para que tu mente tenga tiempo de descansar y restablecerse.

Ten en cuenta que, **en las horas del día que corresponden a los Doshas, también prevalecen las cualidades de esos Doshas.** Si acompasas tus días a las franjas horarias de Vata, Pitta y Kapha, necesitarás menos esfuerzo y energía para hacer lo que tengas que hacer.

En la medida de lo posible, reajusta tu ritmo y verás cómo, poco a poco, tu mente podrá ir relajándose con más facilidad al estar alineada con las energías del día.

[3] EL SUEÑO
¿Crees que sabes dormir?

"Acostarse y levantarse temprano hace a un hombre sabio, rico y saludable."

-Benjamin Franklin-

Apunta esta máxima,

"Dormir bien equivale a una buena comida"

¿Por qué?

Porque **cuando duermes tu metabolismo es nutritivo**, cuando duermes es cuando aprovecha tu organismo para regenerar todos los tejidos. Es decir, que **¡todo lo que te has comido y se ha transformado en nutrientes será distribuido por todos tus canales para compensar y equilibrar allá donde haga falta!**

¿QUÉ RELACIÓN HAY ENTRE LA ENERGÍA DE VATA Y EL SUEÑO?

Vata controla la actividad de la mente y, también, la actividad de los sentidos, es el que da entusiasmo por la actividad tanto física como mental, ya que todas las acciones empiezan en la mente. Por lo tanto, si, cuando vas a irte a dormir, tu mente está muy estimulada, habrá más Vata, y, como Vata es una energía de movimiento, inestable e irregular, hará que tu mente tenga más dinamismo y te cueste más dormir.

¿EN QUÉ TE BENEFICIA DORMIR BIEN?

El descanso nocturno no solamente es necesario para tu cuerpo, también lo es para tu mente, ya que deja de estar expuesta a estímulos e impresiones externas y podrá terminar de digerir todo lo que ha absorbido durante el día a través de los sentidos. **Cuando el sueño es óptimo, tendrás**:

- **Buen metabolismo.**
- **Equilibrio, fuerza, entusiasmo.**
- **Buena complexión.**
- **Buena circulación.**
- **Buena inmunidad, buen Ojas (es el sustrato final nutritivo que alimenta cuerpo y mente, es vital), buena memoria y buen intelecto.**
- **Buena calidad de voz.**
- **Salud, optimismo y una vida más larga.**

Toma nota:

Dicen que dormir bien adelgaza y rejuvenece, porque nutres el organismo y no acumulas grasa, ya que fortaleces el metabolismo cuando dejas que tu cuerpo descanse para que pueda transformar mejor los alimentos.

¿QUÉ LE PASA A TU CUERPO SI NO DUERMES?

Si no duermes bien, los efectos que percibirás son los siguientes:

- **Cansancio.**
- **Pérdida de fuerza y de inmunidad.**
- **Mala circulación y, en consecuencia, mal flujo de los nutrientes por los canales de tu cuerpo.**
- **Se alterará tu fuego digestivo y tu metabolismo.**
- **Se alterará tu memoria, tu intelecto y la calidad de tus tejidos, lo que acortará tu vida.**

Como ves, cuando no duermes bien, absolutamente todo se ve alterado, tus tejidos se empiezan a envejecer porque no tienen la oportunidad de regenerarse.

El Ayurveda recomienda dormir entre seis y ocho horas. Tanto el exceso de horas de sueño como la falta van a generar un desequilibrio en los Doshas y problemas colaterales. Dormir más de ocho horas está recomendado para ancianos, enfermos y mujeres embarazadas.

¿CÓMO TE AFECTA LA HORA A LA QUE TE VAS A DORMIR?

Veamos ahora cómo te afecta la hora a la que te acuestas.

Irte a dormir tarde, desacompasado con los ritmos del día y de la noche, va a afectar a tu organismo provocando cierta desarmonía. **Las diferentes horas del día llevan consigo unas energías predominantes y, en base a ello, existen unas cualidades u otras en el ambiente.**

Para que puedas tener un sueño rejuvenecedor y apacible es fundamental que hayas cenado de forma ligera, que dejes dos horas después de cenar antes de acostarte, y que lo hagas en torno a las diez de la noche.

De diez de la noche a dos de la madrugada, como es la hora de Pitta, tu metabolismo nutrirá tu cuerpo. Si te vas mucho más tarde a dormir, te aproximarás a la hora de Vata y tu mente podría dispersarse, de tal modo que te costaría más conciliar el sueño y no te podrás nutrir correctamente. Recuerda que la hora de Vata es de dos a seis de la madrugada.

Piensa que has de "dormir" a Vata para poder dormirte tú. Vata estimula la acción física y mental y tu mente se estimula por tus sentidos físicos, así es que, lo fundamental es que tus sentidos descansen. Procura evitar cualquier actividad que los pueda alterar.

CÓMO TE AFECTA LA POSTURA EN LA QUE DUERMES

La postura en la que duermes también te afecta, porque puede activar cualquier de las tres energías, Vata, Doshas o Kapha y eso tendrá un impacto en tu mente:

- **Dormir boca arriba o boca abajo:** no suele recomendarse porque no puede circular bien la energía.

- **Dormir de lado izquierdo**: Si te tumbas de este lado, se despejará tu orificio nasal derecho, lo que podría activarte, ya que aumenta Pitta. Al mismo tiempo,

- **Dormir de lado derecho**: Cuando duermes sobre el lado derecho, tu orificio nasal izquierdo se despeja. Esto hará que tu cuerpo se enfríe, se relaje y la energía de Pitta disminuya.

Así pues, si tu constitución es predominantemente Pitta, lo recomendable es que duermas del lado derecho, sobre todo, en verano. Y si tu constitución es Vata o Kapha, como ambas necesitan del calor del sol, lo recomendable es que duermas del lado izquierdo. Estos consejos son muy generales, lo ideal es que se vayan alternando las dos posiciones.

Como ves, **las posturas también afectan a tus elementos y pueden alterar tus Doshas si se acaban convirtiendo en un hábito.** Tomar conciencia de ello te hará disfrutar de sueños más reparadores y nutritivos y de una vida de más calidad.

RECOMENDACIONES PARA RELAJARTE ANTES DE DORMIR

La ciencia del Ayurveda, además de darnos pautas para dormir, también nos las da para levantarnos y empezar el día fenomenal. ¡Veámoslas!

El Ayurveda recomienda que **lo mejor para resolver los trastornos del descanso es conectarnos con la naturaleza y empezar a sincronizarnos con los ritmos del amanecer y del anochecer, igual que lo hacen los pájaros.** Yo tengo un precioso canario que todo el día anda suelto y que duerme al anochecer y cuando amanece empieza a despertarme con sus cantos. ¡Es una maravilla!

Existen algunas cosas que puedes hacer y que te pueden ayudar a relajar tu mente para dormir bien:

- ✓ **Cierra los ojos**, quédate en silencio sin hacer nada, un rato antes de irte a dormir. Si acostumbras tu mente al silencio, tú podrás descansar mejor.

- ✓ **Realízate algún masaje** (en invierno si tu cuerpo es Vata puedes aplicarte aceite de sésamo, si eres Pitta, te irá mejor el aceite de almendras y, si tu cuerpo es Kapha, no necesita aceitarse mucho).

- ✓ Aplícate un **masaje en el cuero cabelludo.**

- ✓ **Date un baño o ducha de agua caliente o tibia.** Recuerda que la piel y la mente están muy relacionados y relajar una cosa tendrá un efecto en la otra.

- ✓ **Desconéctate de los aparatos electrónicos** que estimulan tu mente.

✓ **Haz ejercicios de yoga** (tales como postura de la rana, postura de la vela, respirar por el orificio izquierdo de tu nariz, etc.)

✓ **Toma una infusión de manzanilla o alguna hierba que te relaje.**

✓ Escoge **la postura que le va mejor a tu sistema** de Doshas.

UN DATO CURIOSO:

¿Sabías que dormir desnudo o vestido influye en la calidad de tu descanso?

Cuando duermes baja la temperatura de tu cuerpo, por norma general, y la temperatura de tu piel aumenta a medida que el calor se va disipando desde el interior hasta el exterior. Dormir sin ropa ayuda a que este proceso natural se produzca y se disipe el calor hacia el exterior. La mayoría de personas que no puede dormir tiene la temperatura corporal más alta que la natural al acostarse porque su piel no pierde el calor con facilidad.

RECOMENDACIONES PARA TENER UN BUEN DESPERTAR

En general, **el Ayurveda recomienda que es bueno que nos levantemos antes de que salga el sol**. ¡Lo sé, madrugar cuesta y los horarios laborales unidos a las obligaciones personales y familiares hacen difícil seguir estas recomendaciones! Personalmente, he comprobado los resultados de ponerlo en práctica y, cada vez que lo hago, me siento fenomenal, del mismo modo que también noto los efectos en mi organismo cuando no puedo hacerlo.

A las personas con más Kapha se les recomienda levantarse temprano y hacer ejercicio, porque su metabolismo es más lento. No es conveniente que desayunen antes de las nueve de la mañana y, en invierno, han de vigilar la cantidad que comen para no acumular grasas. Las personas con más Pitta y Vata pueden desayunar más temprano y tendrán que desconectarse y relajarse para bajar su actividad mental antes de irse a dormir.

Como la información es poder, aquí te dejo la **rutina general aconsejada** para todas las personas **por la medicina Ayurvédica al despertar**:

- Levantarte antes de que salga el sol.

- Eliminar del cuerpo los productos de desecho, orina, heces, mucosidades. En ellos se eliminan las toxinas (ama).

- Examinar la lengua y los cambios que haya podido haber.

- Lavar cuerpo, cara, dientes y lengua.

- Beber un vaso de agua tibia (infusión, agua con limón, jengibre) para ayudar a limpiar los riñones y el intestino grueso.

- Dar un masaje corporal con aceite y tomar un baño.

- Hacer ejercicio, preferiblemente a primera hora de la mañana y meditación. Ejercicios de respiración (llamados Pranayamas) y de relajación.

- Desayunar despacio y de manera consciente.

Y algo fundamental, **siéntete vivo, agradecido por este nuevo día que la vida te está regalando, porque cada día es una oportunidad.**

¡Aprovéchala!

"Por eso un hombre inteligente debe consagrarse especialmente a aquellas tareas que aseguran el bienestar del cuerpo. El cuerpo es en verdad el soporte de nuestro bienestar, ya que los seres humanos estamos establecidos en él. Uno debe dejar de lado todo lo demás para cuidar del cuerpo, porque la ausencia del cuerpo representa la total extinción de todo lo que caracteriza a los seres corpóreos".

-*Charaka Samhita*-

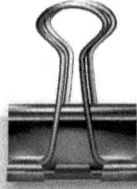

INMA CORPAS

¿DE QUÉ MANERA TE MIENTE TU MENTE?

Tu mente es una apasionada de tus sentidos, gobernada por la energía de Vata y el impulso del movimiento, le encanta todo lo que sea ver, oír, tocar, hacer, hablar.

¡Y no parar!

Ella siempre va a encontrar un estímulo atractivo para que te quedes enganchado a la televisión, al móvil, al ordenador, o manteniendo conversaciones hasta tarde.

¡Incluso te motivará para estudiar hasta tarde!

Un sinfín de cosas que a ella le gustan y a ti te pueden mantener despiert@ hasta altas horas de la madrugada. Esto te hará ir fuera del compás de los ritmos de la vida y, al día siguiente, levantarte agotad@ por no haber dormido bien.

Hay que compensar los excesos, pero el sueño es muy difícil de recuperar y, con los años, más porque evolucionamos hacia la última etapa de nuestra vida que es una etapa Vata, también, y en la que, por normal general, nos costará más dormir de lo que nos costaba cuando éramos pequeños.

¡Hay tiempo para todo, aprende a priorizar las cosas y respeta los tiempos de descanso! ¡Notarás beneficios, enseguida!

154

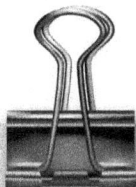

¿CÓMO ENTRENAR A TU MENTE?

Ten en consideración las recomendaciones para irte a dormir, sobre la postura de dormir, los consejos para levantarte y comienza a adoptar algunas de las pautas que has leído en este capítulo, así puedes comenzar a entrenar a tu mente para dormir de forma más saludable.

Recuerda que tu mente es un órgano y que también se ha de alimentar. Cuando duermes también estás alimentando a tu mente, y si tu sueño es reparador, además de que descanse estarás mejorando la memoria y la calidad de tu intelecto, ambos son instrumentos internos de tu mente y los necesitas para vivir bien.

Dicen que hay que descansar antes de estar cansado, así es que, considerar un pequeño descanso entre horas en el que cierres los ojos y puedas respirar con tranquilidad, te ayudará a seguir el ritmo del día, a no llegar a la noche tan cansad@ y, como la vigilia prepara el sueño y el sueño la vigilia, descansarás mejor.

[4] LA ACTIVIDAD FÍSICA
Te mueves o te agotas

"La forma física no es solamente una de las claves más importantes para un cuerpo saludable, es la base de la actividad intelectual, creativa y dinámica."

-John F. Kennedy-

Para el Ayurveda, existen **tres pilares para la salud** de las personas:

LA DIETA
EL SUEÑO
EL AUTOCONTROL DE LOS SENTIDOS

El **cuerpo está diseñado para el movimiento**, a través del movimiento se engrasa y se recarga la energía del punto de ombligo, por eso, es fundamental en nuestra vida. No obstante, no todos podemos ni debemos realizar el mismo tipo de ejercicios, ni al mismo ritmo, ni tenemos la misma resistencia corporal o mental. Conocer tu constitución y tus Doshas es muy útil para conocer la constitución de cuerpo y de tu mente y poder adaptar así tu actividad física a lo que necesitas para sentirte bien y mantener tu vitalidad sin desgastarte.

¡Lee este texto, no tiene desperdicio!

> *"La actividad física debe ser capaz de aportar estabilidad, ligereza, resistencia a la incomodidad (al estrés), fuerza al cuerpo y capacidad de trabajar. Debe ser capaz de aliviar las Doshas (los tres principios vitales que rigen nuestra naturaleza). La transpiración y respiración intensificada son signos de ejercicio adecuado. Sin embargo el esfuerzo, el agotamiento, la pérdida de Dhatus (tejidos del cuerpo), la sed, la sensación de obstrucción en la respiración, en el corazón y en otros órganos son signos de ejercicio excesivo. El ejercicio está contraindicado cuando hay demacración por excesiva actividad sexual, levantamiento de peso, ira, pena, miedo, agotamiento. Niños, personas mayores, personas Vata o desequilibrio Vata y profesiones que conllevan hablar mucho. No se debe hacer ejercicio cuando se tiene hambre y sed. Aquel que se complace en excederse al hacer ejercicio, reírse, hablar, viajar a pie, actividad sexual y que se despierta por la noche (con frecuencia), incluso si uno está acostumbrado a ello, fallece de repente como un león tratando de arrastrar un elefante".*
>
> Charaka Samhita (uno de los primeros tratados de medicina, año 100 d.C.) 7.31-35

Utilizar el deporte para establecer una comunicación entre tu cuerpo y tu mente es fundamental, para escuchar los mensajes que el cuerpo te envía y obedecerlos. Por eso, **cada persona necesita una actividad física personalizada porque cada uno tiene una vulnerabilidad y un potencial distinto.** Personalizar esto es fundamental para evitar la tendencia a padecer ciertas enfermedades que están asociadas a cada uno de estos Doshas.

¿CUÁL ES EL OBJETIVO DE HACER EJERCICIO?

La finalidad de hacer ejercicio es **encontrar el equilibrio en uno mismo**. Por eso, si la práctica que realizas está contraindicada para tu constitución y tus Doshas, lo único que conseguirás será entrar en desarmonía, desgastar tejidos innecesariamente y agotar tu energía física.

EL EJERCICIO HA DE DISFRUTARSE

Este objetivo es básico y muchas personas lo pierden de vista porque su objetivo real está en la meta y no en el camino. De pequeños, jugábamos, saltábamos, corríamos y nos divertíamos haciendo ejercicio. Más adelante, empezamos a competir con nosotros mismos para ganar, y de adultos muchas personas han vinculado la idea de sufrimiento y sacrificio al deporte. Y esto está muy lejos de lo que es saludable.

Para el Ayurveda, la meta y el camino son igual de importantes, tener esta visión hará que cuerpo y mente se integren en todo el proceso y eso te aportará una sensación de **satisfacción durante la práctica**.

¿QUÉ FACTORES HAS DE TENER EN CUENTA AL HACER EJERCICIO?

Todas las personas no son iguales. Y, como ya sabes, todos tenemos una naturaleza al nacer, una composición de Doshas. Esto se llama Prakruti.

Con el tiempo tu constitución natural puede variar en función de la vida que estés viviendo y esta variación para el Ayurveda se llama Vikruti. Esta desarmonía puede venir provocada por **la edad, por factores emocionales, ambientales, el estilo de vida, la alimentación, el clima**...

Podría suceder que, si tu constitución ha variado y, por ejemplo, has aumentado de peso, quieras llevar a cabo una actividad física. Para ello, es conveniente que tengas conciencia de las cosas que te han desarmonizado y qué es lo que necesita tu cuerpo y tu mente para volver a tener armonía. **Conocer esto es básico para saber cuál es el ejercicio más adecuado para ti, la intensidad, el tiempo, los alimentos que necesitas para que puedas volver a restaurar el equilibrio en tu cuerpo y en tu mente** y seas más feliz.

Por lo tanto, además de conocer tus Doshas, **has de conocer los factores genéticos que te predisponen hacia una u otra actividad deportiva y hacia unas dolencias determinadas, tus necesidades nutricionales, tus capacidades psíquicas, tu ritmo metabólico, el entorno social y familiar, tu resistencia, etc.**

Recuerda que el ejercicio ha de estar combinado con periodos de descanso para que tu cuerpo se regenere, tan importante es una cosa como vital es la otra. Esto lo observarás claramente si haces una práctica de Kundalini yoga, en la que cada ejercicio tiene, salvo algunas excepciones, un periodo de descanso para poder integrar la energía.

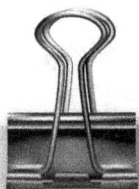

¿DE QUÉ MANERA TE MIENTE TU MENTE?

Cuando dejas de hacer ejercicio, en especial a partir de los cuarenta años, te costará más tener energía y eso se va a traducir en cansancio, desvitalización y pocas ganas de hacer, tanto físicas como mentales. Hay muchas personas que entran en un bucle: no hago ejercicio porque estoy cansado y, como no hacen ejercicio, están todavía más cansados. Todo esto te afecta anímica, química y energéticamente.

Entender que el movimiento es salud para tu cuerpo y para tu mente es fundamental. Para ello, es bueno que tengas rutinas diarias, que puedas mantenerte centrado y activo cada día y que tu mente siga entusiasmada y llena de energía por la vida. De lo contrario, podrías sentir apatía, desgana, pereza y tú podrías achacarlo a otros factores cuando, tal vez, lo único que necesitas es moverte y realizar ejercicio.

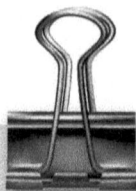

¿CÓMO ENTRENAR A TU MENTE?

Para tener energía para crear y hacer lo que deseas en la vida, para sentirte vital y recargado, has de ofrecer algo a cambio: movimiento.

En tu cuerpo hay un punto de energía vital, es tu punto de ombligo, este punto está situado dos dedos por debajo del ombligo físico y hacia dentro, es del tamaño de un huevo de pájaro y es el punto de origen de todos los canales energéticos de tu cuerpo. Es decir, desde este punto, se distribuye toda la energía hacia tu organismo.

¿Cómo se recarga este punto de energía?

Con el movimiento. Cuando caminas, lo recargas, también al correr, al practicar deporte, al realizar ejercicios de respiración como la respiración de fuego, por ejemplo, cuando bailas, etc., y lo mantienes centrado. Y con esto consigues revitalizarte porque esta energía alimenta y nutre a tu cuerpo y a tu mente, ya que, desde ese punto de ombligo, desde ese punto de origen de energía, se distribuye la energía a los 72000 nadis o canales sutiles de energía que hay en tu organismo. ¡Menudo es el punto de ombligo!

"Cuanto mayor sea tu nivel de energía, más eficiente es tu cuerpo. Cuanto más eficiente es tu cuerpo, mejor te sentirás y más usarás tu talento para producir resultados increíbles."

—Anthony Robbins—

[5] LA POSTURA FÍSICA

Tu postura en la silla, tu postura en la vida

"La postura apropiada es cuestión de una organización interior efectiva del cuerpo."

-Bruce Lee-

LA POSTURA FÍSICA INCIDE EN TU MENTE

La postura de tu cuerpo está influyendo en tu mente y en tu estado de ánimo.

¿Lo sabías? Veamos cómo te influye.

Tu cuerpo tiene un sistema de canales energéticos por los que circula tu energía vital, y un sistema de canales físicos por los que circulan los nutrientes y son distribuidos por tu organismo. Puedes imaginarlo como un complejo de tuberías sutiles y físicas que te están nutriendo a cada momento. Son esos 72000 canales de energía que te comentaba en el apartado anterior.

Mantén siempre que puedas la espalda bien alineada

¿Por qué?

Porque por el centro de tu columna vertebral circula además del líquido raquídeo, que forma parte de tu sistema nervioso, un canal central de energía sutil, se llama Sushumna. A través del él, se distribuye la energía vital a tu organismo. **Cuando tu postura respeta la alineación natural de tu cuerpo, van a poder circular mejor los nutrientes tanto sutiles como físicos.**

Sentarte correctamente, caminar erguido y con la espalda recta, agacharte y levantarte bien, dormir con una buena postura, etc., afecta a tus sistemas.

Imagina que al agacharte mal o sentarte con la espalda torcida estás formando un gran codo en una tubería que debería ir recta. Eso es lo que sucede en tu interior y, al hacerlo, bloqueas el flujo de energía y de nutrientes.

Haz lo que quieras pero alinéate.

Esto es lo que dicen en yoga, no fuerces tu postura, solo mantente bien alineado.

¿EN QUÉ CONSISTE ESTAR BIEN ALINEADO?

Alinearte quiere decir que tu espalda esté recta, tu mentón recogido hacia atrás para que tus cervicales formen una línea lo más recta posible con tu espalda. Relajar los hombros y tomar conciencia de ello es fundamental, así como también lo es que relajes tu vientre para que no oprima tu diafragma y la respiración pueda darse de forma óptima.

La postura de tu cuerpo incide en tu mente, pero la postura que adoptas ante la vida también lo hace.

Es muy positivo que te observes.

¿Cuál es tu principal actitud ante la vida?

¿Cuando tienes algún problema sonríes y lo ves como una oportunidad para aprender o te vienes abajo?

¿Cuál es el gesto que más veces realiza tu cara: serio, enfadado, sonriente, amable?

Una sonrisa en tu rostro también incide en tu mente y cambia la química corporal de tu organismo.

Ante cualquier problema o situación de estrés, tu cara lo manifiesta y corresponder a ello con un lenguaje corporal que indique que estás bien y tranquilo ayudará a tu mente a tranquilizarse y, créeme, así, aparecerá antes la solución a cualquier cosa que debas resolver. Así que sonríe y aprende a tomarte lo que te suceda con humor, es mucho más saludable que estar preocupad@ y cabizbaj@.

¿CONOCES LAS POSTURAS DE PODER?

Amy Cuddy, Psicóloga social de la Universidad de Harvard, sostiene que una postura física cambia la mente y habla de las denominadas **posturas de poder**.

Las posturas de poder son aquellas que al sostenerlas durante unos minutos, en un espacio en el que puedas hacerlo de forma tranquila y concentrada, **producirán cambios químicos en tu cerebro.** Son muy utilizadas por personas que han de hablar en público minutos antes de hacerlo, por ejemplo. Y si haces de ellas una rutina en tu día a día, te ayudarán a reprogramar tu mente y a sentirte mejor contigo mismo y con el entorno. El objetivo de ellas es que te expandas, que ensanches tu cuerpo para que adquieras más seguridad y poder.

Por internet, encontrarás artículos sobre estas posturas y también distintos vídeos de YouTube de Amy Cuddy que también son geniales. En la web siempreeshoy.org hay un apartado especial sobre las distintas posturas de poder y sus beneficios.

Como ejemplo de ellas, por si quieres empezar a practicar, quiero presentarte las posturas siguientes:

- **JEFE:** Si necesitas llegar a acuerdos, sentir poder a nivel interno para enfrentar cualquier desafío, esta postura puede ayudarte. Colócate de pie, en el borde de una mesa, y apoya las manos por las yemas de los dedos. Coloca los brazos ligeramente abiertos y separados, mantén la espalda recta y la mirada firme al frente.

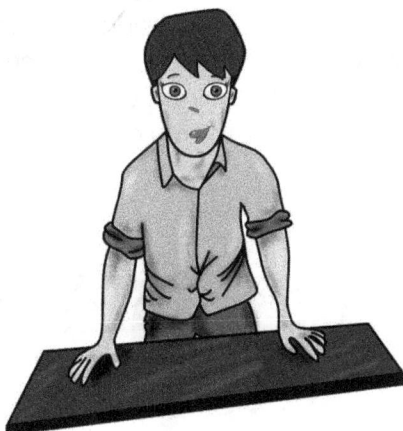

- **SUPERMAN:** Practicar, cada día, unos minutos la clásica postura del superhéroe te hará sentir interiormente una sensación de fuerza, vigor, firmeza, seguridad y confianza.

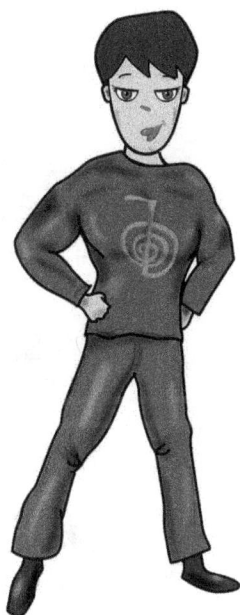

- **VICTORIA:** Ponte de pie, abre tus brazos en forma de "V", con seguridad, en signo de victoria y agradecimiento, expande tu pecho y muéstralo sin protegerte, eso te hará sentirte seguro y completamente despreocupado. Separa tus piernas.

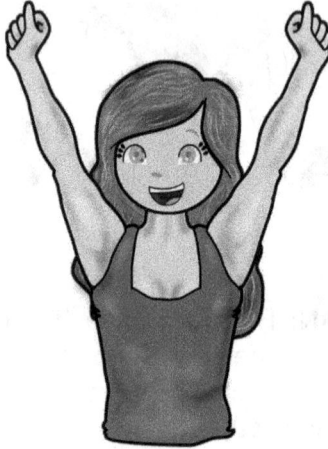

*Si además, interiormente, vibras la palabra "Victoria" potenciarás sus efectos.

NOTA: Si practicas las posturas, hazlo en un lugar en el que puedas expandirte con tranquilidad para que tu mente se impregne de toda la esencia química que te va a transmitir esta ergonomía.

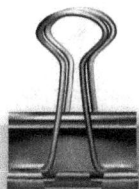

¿DE QUÉ MANERA TE MIENTE TU MENTE?

Si mantienes durante el día una mala postura, tu mente lo va a notar y se va a tensionar.

¡Atención, porque esto es un bucle!

Tu tensión mental creará tensión en tu cuerpo físico y viceversa. Si pasas buena parte del día con una mala posición estarás afectando a tu sistema nervioso, estás informando a tus células de que estás tenso, preocupado, enfadado. Recuerda que el secreto de todo es compensar y que lo que haces, tu cuerpo lo lee.

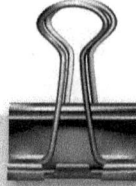

¿CÓMO ENTRENAR A TU MENTE?

Alinea bien tu columna para que pueda circular bien tu energía y no se produzcan bloqueos y respira profundo, lento y largo.

Cuando estés en una situación incómoda, practica la postura de poder que tendría una persona que estuviera cómoda en la misma situación, hazlo durante unos minutos y permite que eso cambie la química de tu cuerpo.

Tu mente le habla a tu cuerpo, pero tu cuerpo también le habla a tu mente. Si te es difícil mantenerte tranquil@, utiliza las posturas de poder para decirle a tu mente que tu controlas la situación y que estas bien. Hazlo aunque no lo sientas porque así se lo creerá y, de esta forma, tú empezarás a controlar lo que pasa por tu mente.

[6] LAS ETAPAS DE LA VIDA
¡Sácales partido!

Todo en la vida cambia constantemente, nada permanece estable porque evoluciona. Existe un ciclo vital de nacimiento, crecimiento, expansión y destrucción, y todo está sometido a ese ciclo de vida. La vida está llena de dinamismo y, de la misma manera, que nos afectan las estaciones del año, las horas de sol, las horas de luna, también tenemos en nosotros unas etapas vitales y estas etapas también tienen relación con los Doshas.

¡VATA, PITTA Y KAPHA TAMBIÉN SE MANIFIESTAN EN LAS ETAPAS DE LA VIDA!

Solo hay un principio inmutable en esta vida y es el siguiente:

ABSOLUTAMENTE TODO ESTÁ SOMETIDO AL CAMBIO

En la vida del ser humano existen TRES CICLOS VI-
TALES:

PRIMERA ETAPA: ETAPA KAPHA, "El Niño"

Desde que naces hasta la pubertad, estás en la Etapa de Kapha. Y, como Kapha está formado por agua y tierra, estos son también los elementos que van a predominar en esta etapa, tanto en cuerpo como en mente. ¡Por eso los bebés son tan blanditos y achuchables!

Kapha es, de los tres Doshas, el que crea la materia y le da cohesión, por eso, esta **es la etapa del crecimiento,** porque Kapha Dosha está actuando, mayoritariamente, para que podamos crear una estructura fuerte a nivel, físico, mental y emocional. Como tiene mucha agua y el agua rige las emociones, es necesario que a los niños se les alimenten con impresiones emocionales que les den seguridad, fuerza y valor, porque eso es lo que les va a configurar una base sólida cuando sean mayores.

Una alimentación nutritiva que incluya proteínas, leche, frutas como mango, plátano, coco, cereales es vital para que los niños generen tejidos sanos y fuertes. Si les damos comida y dulces procesados su organismo generará tejidos de mala calidad.

Alimentarlos emocionalmente es vital, los niños necesitan mucho amor para que su mente se nutra y construya pilares fuertes de autoestima, confianza y seguridad. Como Kapha se caracteriza por ser cohesivo, enseñar a los niños valores como la unión, la comprensión, el compañerismo, la asertividad, la compasión, el cariño, etc., les va a ayudar a convertirse en excelentes personas cuando sean adultos.

¡Creémosles una base extraordinaria y de calidad y tendremos adultos extraordinarios y de calidad!

"Lo que se les dé a los niños, los niños darán a la sociedad."

-Karl Augustus Menninger-

SEGUNDA ETAPA: ETAPA PITTA, "El Adulto"

Desde la pubertad hasta los cincuenta años, aproximadamente, estás en la Etapa de Pitta. Y, como Pitta está formada por el elemento fuego y la cualidad de este elemento es la transformación, en esta etapa pasamos de niños a adultos y nos convertimos en lo que hemos venido a ser. El fuego nos da más luz, para conectarnos con nuestra alma, despertar nuestra intuición y saber lo que somos y cuál es nuestra misión en la sociedad. El calor del fuego nos da la energía que necesitamos para actuar y transformar la sociedad en un lugar mejor. Por eso, si esta etapa es la más activa y productiva, estaremos fluyendo con los ritmos de la naturaleza.

Cuánto más sanos hayan sido creados nuestros tejidos físicos en la edad infantil, más nos favorecerán en nuestro desarrollo como adultos, tanto los tejidos físicos como los mentales y emocionales.

Recuerda que la mente también es un órgano y que los pensamientos también son materia que existe en un estado más sutil. La luz del conocimiento te dará el discernimiento que necesitas para mirar más allá de los ojos físicos y ver con los ojos del alma. Desarrollar esta percepción del mundo es básica para crear adultos que, el día de mañana, sean personas felices y sientan que han hecho con su vida lo que, verdaderamente, querían. Vivir desde la mente no te traerá la felicidad, a menos que tu mente y tu intelecto estén guiados por tu alma.

A nivel físico, el fuego digestivo se empieza a reducir en la década de los cuarenta, por lo que, a partir de esa edad, necesitarás más alimentos de calidad; no obstante, no será necesaria la misma cantidad que en la época Kapha, la época del crecimiento.

Realizar algún tipo de actividad, potenciará la energía de tu punto de ombligo, avivará tu fuego digestivo y beneficiará al metabolismo para que puedas transformar mejor los alimentos en nutrientes y las experiencias en conocimientos.

"El tiempo es el único capital de las personas que no tiene más que su inteligencia por fortuna."

-Honoré de Balzac-

TERCERA ETAPA: ETAPA VATA, "El Anciano"

Desde la década de los sesenta, aproximadamente, hasta el final de tus días estás en la Etapa de Vata. Y, como Vata está formado por aire y éter y el aire rige los pensamientos, convierte a esta etapa en una etapa reflexiva. En la etapa de Pitta, hemos entregado valor a la sociedad, y en la Etapa de Vata meditaremos sobre ello (aciertos, errores, cuentas pendientes, etc.).

A lo largo de la vida, nos vamos llenando de sabiduría y, si en esta tercera etapa, tienes la oportunidad de compartirla con los más pequeños, eso te hará sentirte muy satisfecho y te enriquecerá. Por eso, para las personas mayores la compañía de los niños es muy nutritiva, los adultos les proveen de conocimiento y los niños les llenan de su gran energía.

Recuerda que Vata es contrario a Kapha, y eso significa que, en esta época, aumentará el aire dentro de ti y disminuirá la presencia de los elementos agua y tierra.

¿QUÉ VA A PROVOCAR ESTO?

Que los tejidos se empiecen a deteriorar, a secar, que la piel se arrugue más y aumente también la sequedad, en niveles más internos.

Igual que en las personas Vata, en esta etapa de nuestra vida, el apetito y el sueño son más irregulares y hay tendencia a tener más pensamientos, que puedan provocarte miedos y ansiedad. Para contrarrestar este efecto <u>es muy bueno que la alimentación incorpore aquellos alimentos ricos en el elemento agua y tierra</u>, que son los que hay que comer en la etapa Kapha. De este modo, podrás ir reequilibrándote. Salir a caminar, practicar <u>ejercicios suaves y moderados</u> que no desgasten demasiado las articulaciones, la relajación física, descansar, meditar y utilizar la contemplación para reflexionar te va a ir genial para tener salud física y mental. Recuerda que los tres pilares de la salud para el Ayurveda son la alimentación, la actividad sensorial y el sueño.

¡Aliméntate bien, no solo de comida, sino de buenas compañías! Vata, por lo general, al tener más sequedad interior y menos presencia de agua, necesita mucho amor cerca de él. El amor crea una nutrición física y mental que fortalecerá el sistema inmunológico y serenará tu mente.

Por eso, es fundamental que en la época Pitta crees amistades, círculos de personas seleccionadas por ti, acordes a tu vibración, a tu forma de entender el mundo, con las que te sientas bien y puedas contar en épocas posteriores.

"Envejecer es como escalar una gran montaña; mientras se sube las fuerzas disminuyen, pero la mirada es más libre, la vista más amplia y serena."

-Ingmar Bergman-

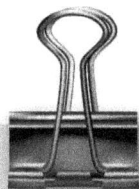

¿DE QUÉ MANERA TE MIENTE TU MENTE?

En multitud de ocasiones, nos cuesta aceptar la edad que tenemos. Cuando somos niños queremos ser mayores y de mayores nos gustaría volver a ser niños.

Esto puede estar relacionado con la madurez personal y la responsabilidad de vivir. Esta responsabilidad es individual. Cuando somos niños, los padres pueden intentar protegernos, pero es fundamental que enseñemos a los niños a responsabilizarse de ellos mismos para que, en la Etapa Pitta, de adultos, se desarrollen y comporten de forma autosuficiente y auto responsable.

Hacerte responsable de ti es básico para que tengas una capacidad de respuesta proactiva que te haga feliz. De lo contrario, puedes caer en comportamientos de victimismo que te hagan perder el poder. Esto puede provocarte una visión distorsionada de la realidad, si llegas a creer que alguien ha de solucionar algo que, en realidad, has de solucionar tú.

Y aquí es cuando tu mente puede mentirte porque no te deja responder con el poder que realmente tienes.

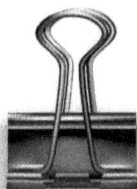

¿CÓMO ENTRENAR A TU MENTE?

Conocer las características de cada etapa te capacita para vivir con consciencia y, de este modo, disfrutarlas, sin exigirte lo que no toca.

Recuerda que si predomina en ti Kapha, tu tercera época será más sostenible porque tus huesos son más fuertes y tienes más agua en tu organismo. Pero, si tu constitución ya contiene más Vata, cuando estés en la tercera edad, la Etapa Vata ¡deberás nutrirte e hidratarte mucho más porque tu tendencia a la deshidratación es mayor!

Ten en cuenta los cuidados que, en cada etapa, requiere tu cuerpo, tu mente y tu alma y ofrécetelos. Si no cuidas tu cuerpo, estarás perdiendo la oportunidad de vivir, saludablemente, hasta el final de tus días.

No es lo mismo una vejez llena de enfermedades que una vejez en la que practiques ejercicio cada día, te alimentes de forma nutritiva, te rodees de buenas compañías, descanses el tiempo necesario y estés llen@ de pensamientos alegres y positivos. Todo ello hará que florezca la mejor versión de ti.

¡Disfruta cada etapa de tu vida como una experiencia única!

[7] LAS ESTACIONES DEL AÑO

Así funcionan y así te afectan

El arte de la sanación, el arte del éxtasis, el arte de la conciencia de Dios tiene millones de nombres en términos místicos. Tiene que ver con el ritmo y la realidad. Cuando el cuerpo está en ritmo, está saludable. Cuando el cuerpo o cualquier parte del cuerpo están fuera de ritmo, hay enfermedad.

-Yogui Bhajan-

Por muchos, está comprobado que nos resfriamos más en invierno, que a algunas personas, el otoño les crea melancolía, para otras la primavera realmente les remueve y a muchas el verano les alegra.

¡Esto tiene relación con las cualidades de Doshas de los que tú estás compuesto, y las estaciones del año, también!

¡VATA, PITTA Y KAPHA TAMBIÉN SE MANIFIESTAN EN LAS ESTACIONES DEL AÑO!

Las estaciones del año tienen una serie de características que las identifican y su presencia tiene un efecto en tu organismo. Existe una relación entre las estaciones del año y el ciclo de los Doshas anuales. Así, <u>cada estación está, mayormente, regida por un Dosha y eso significa que en esa estación, los atributos de ese Dosha son los que van a predominar</u>. Como salud es establecer un equilibrio entre nosotros, a nivel interno, y entre nosotros y lo que nos rodea, **es fundamental que conozcas esta información para saber, en cada estación, qué es lo que necesitas hacer, ya que, en cada una de ellas, es recomendable que sigas unas rutinas, para mantenerte saludable.**

Es fundamental tener en cuenta que las estaciones no son iguales en todo el mundo y que cada país en función de la zona en la que está tiene un clima particular; no obstante, <u>nos beneficia comer los alimentos correspondientes a la estación y nos conviene poner un interés especial en aquellas estaciones que se corresponden con nuestra composición de Doshas</u>, porque aumentarán las cualidades del mismo y será más fácil que nos desarmonicemos.

Veamos ahora, estación por estación, qué las caracteriza y de qué manera nos influyen.

EL OTOÑO, LA ESTACIÓN DE VATA

La estación del otoño invita al recogimiento, los días se acortan, hay menos presencia del elemento fuego porque disminuyen las horas de luz del sol. El otoño **está considerado como la estación de Vata** porque se caracteriza por tener una mayor presencia del elemento aire y, como el aire es frío, empieza también a bajar la temperatura. El aire también es secante, por eso, en otoño, las hojas de los árboles se empiezan a secar y caen. **Y todo esto tiene un efecto en ti.**

Recuerda, el aire es el elemento que rige los pensamientos, los pensamientos son materia más sutil; como el aire se caracteriza por ser móvil, fresco, ligero, seco, áspero, sutil, fluido, fuerte, claro y duro, estas cualidades, en otoño, aumentarán dentro de ti. **Por eso, tu mente podría sentirse más agitada e inestable y tender a la ansiedad y a pensamientos confusos.** El otoño es aquella época en la que puedes sentirte más "removid@" interiormente y, como es época de soltar, de la misma manera que los árboles sueltan sus hojas, es conveniente que revises todo eso que da vueltas en tu mente para quedarte con lo que, de verdad, te hace feliz en tu vida.

Tú pasas por la estación del otoño y la estación del otoño también pasa por ti, nada queda inmune y todo se ve afectado.

El elemento aire rige todos los movimientos que se realizan fuera y dentro del cuerpo y como es irregular, es probable que puedas percibir en tu cuerpo irregularidades. Como el aire seca, puede que, en otoño, experimentes sequedad en tus ojos, tu piel, tu pelo (que tenderá a caerse), pero también dentro de tu cuerpo, que podrá manifestarse con periodos de estreñimiento.

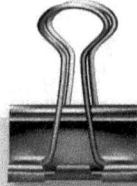

¿DE QUÉ MANERA TE MIENTE TU MENTE?

En otoño, puede que experimentes más dispersión mental, más dificultad para concentrarte, una mente inquieta e, incluso, pensamientos de ansiedad, negatividad que pueden provocarte emociones como miedo y sensación de desarraigo.

Observa cómo reaccionas ante el otoño, si en esta época sientes más melancolía. Porque la estación está pasando por ti y tiene una influencia; todo ello puede llevarte a tener pensamientos algo distorsionados sobre las cosas que suceden y que, tal vez, no te hagan sentir todo lo bien que deberías estar.

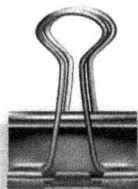

¿CÓMO ENTRENAR A TU MENTE?

Es maravilloso que sepas esto para cuestionar tu mente si tus pensamientos tienen tendencia a irse hacia la mente negativa, o si tienes ansiedad y consigas contrarrestar esos efectos. El otoño tiene un gran encanto y es muy necesario, todos necesitamos hacer limpieza tanto de espacios como en nuestra vida (pensamientos, ideas o emociones que ya no nos potencian). Tener momentos de silencio te ayudará a bajar tu ruido mental. Recuerda que las emociones pueden ser todas positivas si consigues extraer la lección que llevan detrás. Te irá genial meditar, relajarte, rodearte de amor, buenas compañías, alimentos que nutran y empiecen a calentar tu cuerpo, comenzar a hidratarlo con aguas, aceites y comidas calentitas para contrarrestar la sequedad de la época y darte todo el cuidado y el amor que mereces.

Para el estreñimiento, el aceite de sésamo será tu aliado si eres, fundamentalmente, Vata. Darte un pequeño masaje en el abdomen con este aceite te ayudará a ir al baño con regularidad. Si eres Pitta te beneficiará mejor el de almendras. Los Kapha necesitan menos hidratación, por norma general.

Algo muy conveniente en esta época a realizar es un ayuno que te ayude a depurar las toxinas que se han generado en las épocas anteriores, ya que, sobre todo en verano, se producen más excesos, en general.

Tu mente se calmará si te cuidas. ¡Empieza a mimarte!

"Por eso yo prefiero el otoño a la primavera, porque en el otoño se mira al cielo — en la primavera, a la tierra."

—Soren Kierkegaard—

EL INVIERNO, LA ESTACIÓN DE VATA Y KAPHA

La primera parte del invierno está considerada como una estación Vata, ello se traduce en un ambiente frío y en que las aguas naturales se mantienen en un estado, predominantemente sólido, como la nieve de las montañas. Hacia final del invierno, al producirse un aumento del sol, aumenta el elemento agua, por eso, **la última parte del invierno se considera más una temporada Kapha.**

Aumenta el sol, se deshiela la nieve de las montañas y el agua comienza a circular con más fluidez por la naturaleza. De la misma manera sucede en tu interior, por lo que, si has acumulado mucha agua y tierra en el invierno, con comidas demasiado pesadas, esta saldrá manifestada en primavera en forma de exceso de grasa y mucosidad.

El invierno acorta al máximo los días porque invita al descanso necesario para regenerar el desgaste sufrido en las estaciones previas que son de más actividad. Al ser más frío necesitarás aumentar el elemento fuego dentro de ti, ingiriendo alimentos que tengan más presencia de ese elemento como caldos e infusiones calientes. Respiraciones poderosas como la respiración de fuego ayudarán a avivar ese elemento dentro de ti. Si el otoño era la época de soltar, el invierno es la época de interiorizarte, de estar contigo mism@ y reflexionar.

Las personas mayores sufren tanto en otoño e invierno, porque son estaciones frías que aumentan Vata, secan más su organismo y lo enfrían, de manera que pasar estas estaciones para personas que ya se encuentran en su tercera época, la época Vata puede darles complicaciones. Si tienes personas así a tu alrededor, quiérelos mucho, dales mucho amor, cariño, besos, abrazos y todo tipo de demostraciones de amor porque esto les ayudará a contrarrestar la sequedad durante estas épocas y alimentará su cuerpo, su espíritu y su mente con la substancia más nutritiva que hay, el amor.

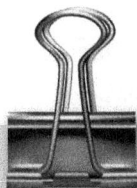

¿DE QUÉ MANERA TE MIENTE TU MENTE?

El invierno tiene un efecto en tu mente, que tenderá a la reflexión más profunda, a ir hacia el interior, ya que es una época de más oscuridad y hay menos presencia de la luz solar. Es bueno que te observes en esta época y cómo reaccionas, observa si tienes tendencia a apegarte a los pensamientos negativos, a emociones negativas, si te asusta la soledad y profundiza en tus verdaderas necesidades.

Esta época más oscura acorta los días y la ausencia de energía solar, enfría tu organismo. Tu manera de pensar se verá afectada porque quedarán en evidencia más emociones ya que hay menos distracción del exterior. Obsérvate y contrarresta las emociones negativas con momentos positivos.

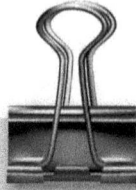

¿CÓMO ENTRENAR A TU MENTE?

Ingiere alimentos que calienten tu organismo, que lo hidraten y rodéate de buenas compañías, que te aporten calidez. No hay emoción que dé más calor y que nutra más tu cuerpo que el amor. Comienza por ti, practica, si lo necesitas, afirmaciones positivas en las que te digas lo mucho que te amas.

Manifiesta más el amor a los demás, exprésalo con libertad. El amor es altamente beneficioso para tu mente, te hará sentirte más segur@, más confiad@ y más tranquil@. De esta manera, la percepción de la realidad estará menos distorsionada por los miedos y la soledad que puede conllevar esta época. No tengas miedo a quedarte con tu esencia más pura, porque podrás hacerla florecer en primavera.

Recuerda a Víctor Hugo,

"La risa es el sol que ahuyenta el invierno del rostro humano."

Sonríe, lee libros que te hagan reír, ve a ver películas de risa y rodéate de compañías con las que pases momentos agradables.

LA PRIMAVERA, LA ESTACIÓN DE KAPHA

Con la primavera, todo renace, las aguas empiezan a fluir y lo mismo sucede en tu interior. Hay más presencia del elemento tierra y agua, por ello se la considera una estación Kapha. **Las personas con predominio de Kapha han de estar alerta porque pueden aumentar de peso.** Recuerda que el agua y la tierra son los elementos que constituyen la materia, por eso, a más presencia, más posibilidad de crear más tejido corporal. El agua está relacionada con las emociones como el amor, de ahí el refrán "La primavera, la sangre altera" y que nuestra tendencia sea a evolucionar emocionalmente hacia sentimientos como el amor, la comprensión, la felicidad.

Todos los elementos nacen del éter (espacio) y acaban contenidos en la tierra, la **Tierra** es el elemento más denso y sólido, se caracteriza por ser fría, estable, fuerte, seca, áspera, gruesa, densa, opaca, clara y dura. Esto **influirá en tu mente**, **en la primavera el agua y la tierra compensarán la sequedad y el movimiento inestable del elemento aire, que caracterizaba el frío invierno y favorecerán la estabilidad, la presencia y la conciencia del momento,** lo que te dará mayor capacidad para disfrutar el hoy.

Como en primavera todo renace, tienes la oportunidad de plantar esas semillas de lo que quieres ver en tu vida en los próximos meses. Entiende por semillas proyectos, ideas, pensamientos, emociones, etc. Todo aquello que te haga sentir el espíritu del renacer que caracteriza a la primavera te dará salud y equilibrio a nivel físico y mental y, a nivel emocional, hará florecer a tu alma.

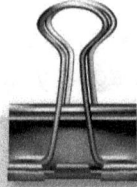

¿DE QUÉ MANERA TE MIENTE TU MENTE?

En la primavera todas las toxinas del cuerpo se hacen más evidentes, tanto las físicas como las mentales. El elemento agua representa a tus emociones, como en esta época empieza a haber más luz, tus emociones serán más visibles para ti, se harán más presentes, con lo cual, requerirás saber trabajarlas bien para que la pesadez de Kapha no agote tu mente.

La astenia primaveral, ¿te suena? Tiene que ver con ese letargo y pesadez de Kapha en el ambiente y en tu organismo que se hace más presente en primavera. Observa las emociones que aflorarán y procura hacerlo desde el desapego para que no nublen a tu mente.

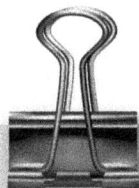

¿CÓMO ENTRENAR A TU MENTE?

Realiza dietas de depuración para limpiar tu cuerpo físico y meditaciones para limpiar tu subconsciente. Para el letargo de Kapha, comienza alguna práctica al aire libre, sal a caminar, haz ejercicios de respiración o pranayamas que te llenen de energía y que activen tu metabolismo. Por ejemplo, la respiración de fuego, o respirar solamente por la fosa nasal derecha.

Observa las emociones que sientes, sin apegarte a ellas, y aprende de lo que cada emoción quiere enseñarte, son parte de ti y, cuando aparecen y se muestran, lo que están haciendo es enviándote mensajes de cuáles son tus verdaderas necesidades.

¡Es la época de deshacerte de tus toxinas mentales y emocionales!

"Si no tuviéramos invierno, la primavera no sería tan agradable: si no le sintiéramos a veces gusto a la adversidad, la prosperidad no sería tan bienvenida."

—Anne Bradstreet—

EL VERANO, LA ESTACIÓN DE PITTA

El verano es la estación de mayor luz solar, el sol es luz y la luz es conocimiento. En esta época, todo se ve con más claridad. El elemento fuego representa la capacidad de dar calor y de reflejar la luz. Recuerda que el fuego es el que genera la energía del cuerpo, por eso hace que tengas más energía para hacer cosas. Los días son más largos y tenemos más tiempo para divertirnos y también para cometer excesos.

Recuerda que **el fuego es transformador, no hay nada que pase por él y se quede igual. El fuego da luz a quien lo observa, y da calor, pero tiene una capacidad destructiva porque puede calentar o quemar**, en función de la intensidad con la que aparezca.

Por este motivo, en verano, tu temperatura corporal aumenta y tu sudoración también porque el calor de Pitta ha de evaporarse por tu piel. A mayor fuego, más necesidad del elemento agua, también presente en muchos alimentos, y como el fuego seca, tendremos que hidratarnos con agua, aceites y alimentos fríos y húmedos ya que el fuego seca. Por eso, en verano apetecen más las ensaladas y las comidas frías.

El verano mejorará el estado de Vata y Kapha, no obstante, si tu constitución es Pitta significa que ya tienes una gran presencia del elemento fuego dentro de ti y, en esta época, has de procurar que tu mente no se "caliente" demasiado con pensamientos obsesivos y conversaciones acaloradas porque podría provocar un desequilibrio en tu organismo. Lo mismo te sucedería si te expusieras demasiado rato al sol.

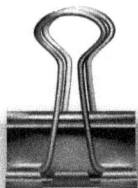

¿DE QUÉ MANERA TE MIENTE TU MENTE?

Recuerda, que el elemento fuego tanto puede dar un ligero calor e iluminar como quemar y deslumbrarte. Controlar este elemento es altamente beneficioso porque un fuego descontrolado arrasa con todo lo que tiene a su paso.

En verano, todo queda más expuesto porque hay más luz para ver. Tu mente podrá ver cosas con más claridad, pero un exceso de luz la deslumbrará y puede provocar que llegue a mentirte. Esto sucederá si te alteras demasiado y entras en discusiones acaloradas, que de nada te servirán a la larga. No permitas que tu mente entre en este tipo de bucles, respira profundo, bebe agua y sal de situaciones que no te hagan evolucionar.

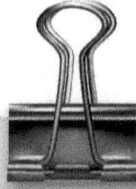

¿CÓMO ENTRENAR A TU MENTE?

Demasiada luz te cegará a nivel mental, tu calor corporal subirá y eso puede hacerte ser más reactivo, por eso, es bueno que adquieras hábitos de relajación que te "refresquen" las ideas. Esto es fundamental para que tengas equilibrio y discernimiento.

Hidrátate, protégete del sol sobre todo en horas punta y, si eres fundamentalmente Pitta, toma una siesta al mediodía, pon los pies en agua fría y realiza Pranayamas, como la respiración por la fosa nasal izquierda, esto te ayudará a enfriar tu cuerpo y a relajar a tu mente.

¿De qué sirve el calor del verano, sin el frío del invierno para darle dulzura?

—John Steinbeck—

[8] EL AMOR
¿Lo conoces, realmente?

La ley del amor:

"El amor te da el poder de unir, desde lo finito al infinito.

El amor te da poder para confiar, desde la nada al todo.

El amor te da poder, la más poderosa oración entre tú y tu Creador.

El amor te da amplitud, tan vasto como puede ser.

El amor te da fortaleza, la experiencia, y el contacto con tu propia infinitud, tan hermoso como esto puede ser.

El amor es esa entrega.

Cuando te rindes a los pies del loto del maestro, entregas tu Universo al Universo.

Entonces te conviertes en divino. Al entregar tu divinidad la infinito, te conviertes en infinito."

-Poema por Yogi Bhajan-

Cada día son más las personas que hablan de amor, que creen saber lo que es el amor, que asocian el amor a los sentimientos esporádicos, efímeros, que aparecen y desaparecen.

¿Qué es el Amor?

El amor es la capacidad más pura del ser y es inmutable.

El amor es la única verdad.

Para el Ayurveda, un estado de bienestar y de paz nos lleva a un estado de amor. El amor es el núcleo de la más infinita célula y conectarte con el amor es conectarte con la esencia más pura de la vida. Para hacer esto, no necesitas tener una pareja, ni tan siquiera necesita haber sentido ese amor de pareja alguna vez, lo que necesitas es hacerte consciente de la magia de la vida y del amor que hay en cada acto creativo de la naturaleza que te rodea.

Los actos creativos de la naturaleza son actos de amor profundo porque buscan el mayor bienestar desde la rendición, desde el no-ser, desde la impersonalidad. Las flores no compiten por ser bellas, ni los árboles por ser más altos, no existe esa competición en la naturaleza y lo ves manifestado día a día. Algún día nos hicieron creer que teníamos que ser mejor que nadie, y eso nos llevó a desvirtuarnos.

El amor es la esencia y las manifestaciones del amor son múltiples, del mismo modo que la luz es la luz, pero tiene múltiples manifestaciones, ya sea a través de una bombilla pequeña, de una vela o de una gran lámpara.

Tu mente es un instrumento al servicio de tu alma, y cuando tu mente está llena de impresiones de amor, tu alma lo recibe y se empieza a manifestar a través de ti. Lo cierto es que este sentimiento cuesta describirlo, y que las palabras no son suficientes para transmitirlo.

> **El amor NO está sujeto a las variables del tiempo y del espacio, es puro, inmutable y existe y existirá dentro de ti, es tu capacidad más elevada y lo que te convertirá en mejor persona.**

¿CUÁL ES TU MANIFESTACIÓN DEL AMOR?

El amor da y no espera nada a cambio.

¿En qué nivel estás tú?

¿Cuál es tu relación con esto?

El amor se puede manifestar de varias formas; puede ser amor de pareja, amor de padres e hijos, amor de hermanos, amor de amigos, amor de compañeros de trabajo, etc. Cada uno con un nivel de energía y de intensidad diferente.

El amor puro, el real, el que te hace feliz solo con pestañear, ese es inmutable y ese está dentro de ti y te hace brillar.

El Dr. Paul Dugliss, Director y Decano Académico de New World Ayurveda sostiene que *"La longevidad y la salud óptima pueden resumirse en un concepto fundamental: el AMOR"* y que *"**las personas que experimentan amor en su vida tienen más probabilidades de vivir mucho tiempo y estar sanos.** Puede ser cualquier forma de amor, ya sea por una mascota o por otra persona. **El amor te mantiene vivo, sano y en paz.**"*

¿CÓMO SE RELACIONAN EL AMOR Y LA SALUD?

Hay algo que une al amor y a la salud en Ayurveda, se llama Ojas.

El Ayurveda sostiene que sentir amor tiene una relación directa con tu sistema inmunológico, lo fortalece, lo potencia y te hace generar más Ojas. Veamos qué es el Ojas.

El Ojas es el sustrato nutritivo del cuerpo y de la mente, el producto final refinado del último tejido que se crea en tu cuerpo, y sin el cual, no podrías vivir. El Ojas determina tu sistema inmunológico. A más Ojas, más fuerte será tu sistema inmunológico. El Ojas es lo que nos da fuerza, vigor, vitalidad e inmunidad.

Amor y Ojas van de la mano, así que ¡Ama... Ama... Ama!

Ama... a todos y a todo, desde lo más pequeño hasta lo más grande y desarrolla en ti esa facultad que es el fin del poder de la creatividad que te ha sido otorgado. Por eso, cuanto más amor des y más te ames, más saludable tendrás el cuerpo y la mente. **A más amor, más comprensión, más paciencia, más tolerancia y mayor capacidad de entendimiento contigo mism@ y con tu entorno.**

El Ojas es fundamental para vivir, sin él te morirías. Pero existen algunos factores que influyen negativamente en su producción y mantenimiento.

¿QUÉ FACTORES AGOTAN TU OJAS?

Hay varios factores que has de tener presente si quieres seguir manteniendo un sustrato de Ojas saludable dentro de ti, son factores que acaban pasándonos factura y que, aunque muchos te sonarán, otros quizás los desconozcas. Son los siguientes:

- ✓ La inestabilidad emocional
- ✓ El estrés
- ✓ El ritmo de vida acelerado

✓ El sueño insuficiente

✓ El exceso de ejercicio

✓ El ayuno excesivo

✓ La sobreexposición al viento y al sol

✓ Las lesiones

✓ Los traumas

✓ La indulgencia en la actividad sexual

✓ El alcohol y las drogas

El Ojas es un sustrato nutritivo que necesita de Kapha para crearse, necesita agua y tierra, de ahí que exponerte al viento y al sol, en exceso, no sea bueno porque aumenta la sequedad en tu organismo. Lo mismo sucede con un ritmo de vida acelerado, con el estrés y la falta de sueño, ya que aumentarán la energía de Vata dentro de ti. Como Vata es aire y éter, también aumentaría la sequedad y eso dificultaría la producción de Ojas.

¿CÓMO FOMENTAR Y CREAR OJAS?

Existen una premisas básicas que te ayudarán a mantener y fomentar tu Ojas:

1. Conocer tus Doshas y practicar una vida equilibrada acorde con tu constitución y tu alma es fundamental. Escoge un estilo de vida armonioso y una alimentación adecuada para ti.

2. Estar en sintonía con tu cuerpo y escucharlo con sabiduría. Ten un descanso apropiado, haz el ejercicio necesario y realiza cualquier práctica para desbloquear tu cuerpo y los canales de energía físicos y sutiles.

3. Vivir en sintonía con la Naturaleza y sus leyes. Reconoce cuáles son las estaciones que más pueden desarmonizarte y anticípate a ello para vivir en equilibrio y sentirte saludable.

¿CUÁL ES LA BASE DEL AMOR?

Como hemos visto, **el amor es nutritivo, tanto para el cuerpo como para la mente, y hace que tengamos un sistema inmunitario excelente.**

> **El amor empieza por uno mismo. Tan sencillo, *a priori*, y tan complejo.**

En muchas ocasiones, en lugar de decirnos lo maravillosos que somos como creaciones únicas, acabamos reflejando defectos y limitaciones que nos alejan de esa visión perfecta de seres que somos en realidad. ¿Te suena?

> **¡Esta es la base, la clave, lo más importante!**
>
> **Conoce tu cuerpo y cuídalo, nútrelo de amor para conservarlo.**

✓ **Ama tu cuerpo.** Tu cuerpo se expresa de muchas formas, por ejemplo, cuando te pide chocolate. Escúchalo y observa de dónde proviene esa necesidad, si lo que realmente te falta es amor y palabras dulces y, en ese caso, háblate con amor y sigue observando, porque es posible que se haya pasado esa necesidad si te has dado el amor que tu cuerpo pedía. Aprende a alimentar tu cuerpo desde la autoobservación.

✓ **Ama tu mente.** Hazte amiga de ella, perdónate cada día y vive cada día como una nueva oportunidad para ser feliz. Aprende a nutrir tu mente de emociones positivas que te hagan sentirte en paz.

✓ **Ama tu alma.** Conéctate con ella, es tu parte más sagrada y la única capaz de saber dónde se esconde tu felicidad.

¿CÓMO LLEGAR A LA FUENTE DEL AMOR?

La fuente del amor es la conciencia pura y, para ello, es necesario que seas capaz de dejar tu mente a un lado y poder conectarte con la parte más pura de tu ser. Hay herramientas que pueden ayudarte a conectar con este estado de amor tan profundo, por ejemplo:

- La meditación

- Hacer el amor desde un punto de vista tántrico.

- La naturaleza

- El Yoga

- Hacer aquella actividad que conecte con tu más profunda esencia y te haga sentirte inmensamente feliz

- Observar la belleza en todas sus manifestaciones.

Cualquier práctica saludable, que te haga sentir una dulzura especial dentro de ti, que haga que tu mente se relaje de tus sentidos físicos, puede llevarte a sentir este amor puro. Una forma de saberlo es cuando no estás sometido ni al espacio ni al tiempo, de repente, es como si nada más existiera, te olvidas de mirar el reloj, es entonces cuando el espacio y el tiempo se difuminan... ¡Y estás tú y tu ser esencial!

¡EL AMOR ES CURACIÓN!

"El amor es un fenómeno natural. Primero ama tu cuerpo, luego ama tu mente, luego ama tu alma, luego ama tu totalidad y luego ama tu realidad: cinco cosas simples para hacer. Cuando comienzas a amar tu realidad, el mundo entero te amará a ti."

-Yogi Bhajan-

EL AMOR Y EL SUBCONSCIENTE

Tu subconsciente es parte de ti, una parte tan grande que tu mente consciente a su lado es tan insignificante que no tiene capacidad para saber todo lo que puede haber contenido en él. **Es una parte de tu mente que se manifiesta en muchas decisiones y gestos cotidianos que haces sin pensar.** Es como un gran almacén en el que se va guardando información de forma desordenada.

El doctor A.K. Pradeep, especialista en Neuromarketing, en su último libro *The Buying Brain,* dice que **el 95% de las decisiones que tomamos se gestan en el subconsciente.** El subconsciente almacena las impresiones que recibes a diario y, también, controla tu cuerpo físico.

Muchas de las enfermedades que existen se producen debido a distorsiones en nuestro aprendizaje, estas distorsiones generan emociones que nos dañan y que se ven manifestadas en el cuerpo, a modo de síntomas de enfermedad.

La meditación te ayuda a relajar la mente para que puedas vivir más despierto, existen meditaciones especializadas para limpiar el subconsciente y depurarlo (kundalini yoga, por ejemplo, trabaja con una tecnología muy precisa para depurar el subconsciente) así como multitud de técnicas para eliminar las creencias limitantes. Es fundamental que limpies tu subconsciente para que no contamine tu mente y acabe guiando tu vida.

"Hasta que estés consciente de lo que llevas en tu inconsciente, este último dirigirá tu vida y tú le llamaras destino."

-Yogi Bhajan-

LOS SAMSKARAS

De nuevo, un término en sánscrito, pero si te lo escribo es porque es muy interesante y puede ayudarte a comprender el porqué de parte de tu comportamiento. El prefijo *Sam* significa "plan, planificación, bien pensado" y *Kara* significa "la acción ejecutada, llevada a cabo".

Los Samskaras son patrones de conducta que están muy consolidados en ti, se han fortalecido tanto, que se han registrado como un hábito en tu comportamiento y ya los haces sin darte cuenta. Por ejemplo, si tú, de pequeño, veías que tu madre hacía un pequeño gesto con la mirada cuando discutía con tu padre, es posible que ese gesto lo hayas integrado en ti. O si escuchaste frases tales como "todos los hombres son malos" o "todas las mujeres son iguales", de forma muy recurrente y en una edad muy temprana, ni las cuestionaste, te las creíste y, hoy día, forman parte de tu bagaje de creencias. Lo mismo puede suceder con experiencias de otras vidas. Pero, si vamos a lo práctico, a lo que queremos aprender en esta vida, algo que te iría genial es comenzar a identificar cuáles son nuestros Samskaras.

¿TIENES CONSCIENCIA DE TUS SAMSKARAS?

Para empezar a ser conscientes **has de observar tus hábitos de comportamiento y tus respuestas y, de este modo, podrás comenzar a identificarlos.** Seguro que has escuchado alguna vez algún niño expresarse y te ha recordado a su padre o a su madre. Estos microgestos se instalan en nosotros y nos influyen más de lo que pensamos.

Los Samskaras condicionan parte de nuestro aprendizaje y de nuestra capacidad de respuesta. Es, por ello, por lo que te animo a que invites a tu pareja, amigos, familiares a ayudarte a identificarlos para que puedas trascenderlos.

EL AMOR HACIA TU PADRE

Todos tenemos un lado femenino y un lado masculino que nos une y nos vincula con las figuras maternas y paternas con las que nos hemos relacionado. Al mismo tiempo, también guardan una enorme relación con la aceptación que tenemos de esa parte nuestra.

En el Universo, la energía del padre está representada por el Sol, el sol te da luz, calor y una visibilidad para moverte por el mundo con seguridad, confianza y autoridad. **El Sol nos da el fuego** y el fuego es el generador de energía en el cuerpo, del mismo modo que el sol **es el generador de energía en la Tierra.**

Al estar el Sol relacionado con el elemento fuego, **las personas que tienen un predominio de este elemento en su constitución**, son, por lo general, personas que, gracias a su fuego cerebral tienden al autoconocimiento, a la autoconciencia, con ciertas tendencias autoritarias, personas que **sirven más para dirigir que para obedecer.** El conocimiento de esto es fundamental, porque una persona con mucho predominio de este elemento, podría tender a tener problemas con la figura paterna y con la autoridad, en general, porque sentirá que puede hacer las cosas solo y sin que nadie le ordene ni le diga cómo. Este fuego se manifiesta ya en los niños cuando marcan una clara tendencia a querer hacer las cosas de forma independiente, más que otros niños de su misma edad.

Es fundamental que sepas cómo eres porque, desde ese conocimiento, es cuando podemos desarrollar una parte muy importante; **la humildad de saber que, en un momento de nuestra vida, cuando no éramos capaces ni tan siquiera de alimentarnos ni de ponernos de pie solos, hubo personas que hicieron cosas por nosotros.**

Hacernos las siguientes preguntas puede darnos mucha información al respecto:

¿Reconozco la figura de mi padre?

¿Qué relación tengo con ella?

¿Me siento valorado o valorada por él?

¿Valoro lo suficiente a mi padre?

¿Siento agradecimiento hacia él?

¿Me siento cómodo o incómodo con las órdenes?
¿Me cuesta obedecer?

Esto te ayudará a tener conciencia de la relación establecida en tu mente con la figura masculina y te ayudará a sanar la relación con el padre, porque **la figura paterna nos ayuda a crear seguridad y confianza y esto puede afectar a tu autoestima.**

Cuando hemos comprendido el mundo de una manera equivocada de niños, se han establecido creencias en la mente, que pueden condicionarnos de adultos.

Ser consciente de ello te hará darte cuenta de cuando tu mente te miente por estar basada en creencias erróneas. **Reafirmar la figura del padre te hará reafirmar la seguridad, la confianza y la autoestima y sanará la parte masculina que hay en ti.**

El Sol simbólicamente es nuestro espíritu, nuestro Ego, nuestro carácter individual, aquello que nos hace Ser y nuestra creatividad. Y físicamente, para el Ayurveda, está relacionado con el corazón, la circulación, la vista, la cabeza, los dolores de cabeza, el abdomen, la capacidad digestiva, el crecimiento del cabello, la calvicie, la sequedad y la fiebre.

Recuerda que el amor por el padre es una más de las manifestaciones del Amor y es muy saludable que este sea reconocido, aceptado y demostrado para llegar a sanarse.

EL AMOR HACIA TU MADRE

Veamos ahora en qué estado está en ti el amor por tu madre. **La figura materna tiene relación con la luna.** La luna simbólicamente es el pasado, lo femenino, el subconsciente, la familia, la mujer, las emociones y las raíces. **La madre representa la nutrición, el alimento y nuestras necesidades vitales para sobrevivir.**

Como ya hemos comentado, alimentación es todo lo que entra por nuestros sentidos y, además, de los alimentos que ingerimos para nuestro cuerpo físico es fundamental el alimento emocional. La madre representa una nutrición vital para nuestro organismo.

Hacernos las siguientes preguntas puede darnos mucha información sobre la relación con nuestra madre:

¿Reconozco la figura de mi madre?

¿Qué tipo de alimento recibí?

¿Me dio el alimento que necesitaba?

¿Me siento bien en su compañía?

¿Siento agradecimiento hacia ella?

¿Valoro lo suficiente a mi madre?

¿Me siento valorado o valorada por ella?

Ser honesto y claro al contestar estas preguntas significará un gran avance y ayudará a que todo aquello que estaba en la oscuridad de tu mente salga a la luz para poderlo sanar.

Físicamente, la luna está relacionada con la fertilidad femenina, los fluidos corporales y las mucosas, los pulmones, las mamas y la zona del pecho.

Reconoce tu figura materna, inhala amor y exhala amor hacia ella, sea cual sea el comportamiento, es la figura a través de la cual has venido a esta vida.

¿Hay motivo más grande que ese para estar agradecid@?

Reflexiónalo.

EL AMOR HACIA TU NIÑO INTERIOR

Este capítulo es básico para que te des cuenta de cómo la mente te miente.

Antes de convertirte en adulto fuiste pequeñ@. **Todos llevamos un niño dentro de nosotros hasta el último día de nuestras vidas** y lejos de ser un niño ingenuo, es un niño puro que está conectado con tu alma y que sabe lo que, realmente, te gusta.

Existen diferentes tipos de condicionamientos que vivimos en la infancia que pueden provocar que no podamos expresarnos como hemos venido a hacerlo (entorno familiar, escolar, amigos, etc.). **Cuando en tu infancia no has sido educado para desarrollar tu potencial, desde el respeto y la integridad, la seguridad y la confianza, es probable que eso haya influido en tu capacidad para expresarte, libremente, cuando eres mayor.**

Muchos conflictos que tienes de mayor vienen dados por la forma en que entendiste el mundo cuando eras pequeño. En la infancia configuraste un mapa mental a través del cual hoy interpretas la realidad. Por ejemplo, si no te sentiste lo suficientemente atendid@ de pequeño, de mayor tendrás una necesidad de atención mayor que una persona que sí que se haya sentido bien atendida.

Observar tus "reacciones" ante diferentes estímulos te dará información sobre las carencias de tu infancia. Todo eso está en tu mente, en tu capacidad de respuesta ante la vida y puede impedirte llegar a vivir desde una mente más neutral.

Existen múltiples terapias para sanar tu relación con el niño interior; **esta relación está muy unida a tu relación con lo que llaman el Ego,** tu sensación de individualidad, aquello con lo que te identificas. **El ego y tu niño interior tienen una percepción subjetiva de su**

individualidad que está condicionada por tu infancia. Esto no se produce en un día, requiere un trabajo de conciencia y constancia. ¡Es maravilloso cuando sanamos esta relación y somos capaces de descubrir la verdadera esencia de nuestro ser para poder expandirnos, con coherencia y responsabilidad, cuando somos adultos!

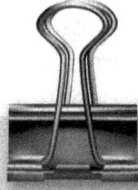

¿DE QUÉ MANERA TE MIENTE TU MENTE?

En ocasiones, piensas que las cosas son como crees, sin plantearte que puedes estar equivocado. En estos casos, recuerda que tienes una parte en tu mente que puede distorsionar tu percepción de las cosas y que acaba muchas veces tomando decisiones por ti y controlando tu vida, es tu subconsciente, y necesita limpiarse para que puedas vivir la vida que deseas.

La relación con tu padre puede condicionar la relación con los hombres en tu vida y con la autoridad. Del mismo modo que la relación con tu madre puede influir en la relación con las mujeres en tu vida. Todo esto tiene que ver con la aceptación de tu lado femenino y masculino. Y está vinculado con la imagen que tienes de ti mism@, tu ego, y que formaste cuando eras nin@.

Recuerda, cuando estés en conflicto que todo esto puede estar afectando a tu percepción, puede estar condicionando el modo en que estás mirando esa situación o a una determinada persona. Tu mente te miente, también, por este tipo de condicionamientos.

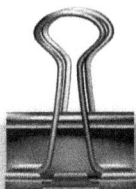

¿CÓMO ENTRENAR A TU MENTE?

Aceptar es la base. Aceptar a tu padre y a tu madre, como partes del canal por el que has venido a este mundo, es fundamental para que aceptes en ti tu parte femenina y masculina, para que te aceptes a ti mism@. Es básico que te quieras tal y como eres, con tus defectos y virtudes, que seas capaz de reconocerlos, perdonarlos y aceptarlos para, de este modo, poder pulirlos y mejorar cada día, sin sentirte culpable.

Si te resistes a ello, como la vida es un espejo, recibirás manifestaciones de desamor que te harán sentirte mal. Esto puede provocar que se distorsione tu imagen real de las personas, ya que puedes malinterpretar acciones que tal vez no sean como crees.

Nadie te va a dar más amor del que tú te puedas dar. Sucede todo lo contrario, cuanto más te ames tú, más te amará el mundo. Permítete llenarte de humildad y amarte tal y como eres.

Puedes realizar ejercicios de afirmaciones con el espejo, como propone Louise L. Hay y otros autores, técnicas de Tapping, Ho'oponopono, coaching, etc. Todo ello te ayudará a reconocer esas partes de ti y a integrarlas para llenarte de poder y fuerza y, lo más importante, de amor incondicional hacia ti mism@.

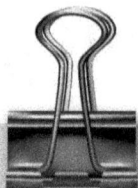

Para ayudarte con ello, te propongo que, cuando tengas ganas, contestes a las siguientes preguntas:

¿Cuál es la relación que tienes con tu cuerpo? ¿Lo escuchas? ¿Lo nutres?

¿Cuál es la relación que tienes con tu mente? ¿La escuchas? ¿La nutres?

¿Cuál es la relación que tienes con tu alma o espíritu? ¿Lo escuchas? ¿Lo nutres?

¿Te perdonas cada día?

¿Te envías energía amorosa cada día?

¿Te amas cada día?

¿Cómo expresas el amor por ti mism@ de forma cotidiana?

¿Cómo te expresa tu cuerpo su necesidad de amor?

[9] LA SEXUALIDAD
¿Desgaste o beneficio?

La actividad sexual tiene un impacto en ti más allá de lo físico.

Hablar de sexualidad siempre nos genera cierto interés y puede dar lugar a controversia. En Tu mente te miente, quiero darte una perspectiva ayurvédica de la sexualidad que espero que sea de gran utilidad para ti.

La unión que realizas, en la intimidad, con alguien produce también una unión a nivel energético. Lo que eres y piensas es información y queda grabada también en tu campo áurico dándole un color, un tamaño, una permeabilidad y, cuando mantienes relaciones con otra persona, tu campo áurico se mezcla con el de esa persona.

LA IMPORTANCIA VITAL DEL TEJIDO SEXUAL

El tejido sexual, según el Ayurveda, es el último de los tejidos en crearse. Este tejido se llama Shukra Dhatu que significa "brillante, puro y radiante" y describe tanto al semen del hombre como al óvulo de la mujer. Una persona que tiene un Shukra Dhatu saludable tiene un brillo de confianza en la mirada y su piel se ve radiante.

El Ayurveda sostiene que los tejidos del cuerpo se van creando en orden y, del tejido sexual, que es el último en crearse, se extrae **el Ojas, que es el fluido nutritivo esencial para el cuerpo y la mente, sin el cual no podríamos vivir.** El Ojas está relacionado con Kapha, porque necesita agua para crearse.

En la tradición yóguica, dicen que el principal uso de la energía sexual era reparar y rejuvenecer los órganos del cuerpo, ya que los fluidos sexuales contienen altas dosis de minerales y elementos cruciales para el buen funcionamiento de nuestro cerebro.

Por eso, si mantienes relaciones sexuales, en exceso para tu condición de Doshas, podrían desgastarse, con más rapidez, esos fluidos tan esenciales para tu organismo y minar tu sistema inmunológico. Recuerda que el Ojas es el sustrato nutritivo del cuerpo y de la mente.

Para tomar conciencia de nuestra necesidad sexual, en el Ayurveda estudian este tejido y si es fuerte y saludable, las relaciones sexuales están recomendadas. Si no lo es, lo que recomiendan es que se abstengan hasta que se restablezca este tejido primordial, porque cuando este tejido no es saludable, hay cansancio, pérdida de brillo y una falta de capacidad para mantener los esfuerzos a nivel creativo.

LA SEXUALIDAD EN EL HOMBRE

De nuevo, es fundamental que el hombre conozca su constitución básica, sus Doshas predominantes, los elementos que tiene en su mayoría porque esto le dará información sobre sus pulsiones sexuales.

El sexo sin amor puede ser un hábito que te dé placer, a corto plazo, pero a la larga puede ir desgastando tu organismo, a nivel físico y energético. Aquellas personas que ejerzan una actividad sexual con excesiva frecuencia para sus Doshas, envejecerán más rápido. En la tradición del sexo tántrico, se promueve la práctica de llegar al orgasmo sin eyaculación. Esto se hace para preservar la salud de tu cuerpo y también la de tu mente.

Hay algunos **alimentos que pueden ayudar al hombre a estimular la producción de fluidos sexuales,** entre ellos están los dátiles, el sésamo, los pistachos, la leche tibia con aceite de sésamo y el yogui té.

LA SEXUALIDAD Y LA MUJER

La mujer es contenedora por naturaleza, por ello puede contener a un bebé en su interior. **La meta final de la sexualidad es nutrir, es una necesidad fundamental del cuerpo, la mente y el alma. Nutrir es cuidar, alimentar con energía, amar y tocar.** Esas son, también, las cualidades de una madre. Dice Yogi Bhajan que una mujer recibe, concibe y crea por naturaleza, ya sea concibiendo un niño o creando ambientes sanos y saludables o cualquier actividad creativa en la que ella impregne su gracia natural. La mujer es la creatividad universal, el vientre universal y eso es lo que la relaciona con la Madre Tierra.

Como es arriba es abajo, y la mujer refleja el subconsciente del hombre, de la misma manera que la luna refleja al sol. Por eso, cuando un hombre siente seguridad en sí mismo, la mujer reflejará esa energía en su aura. La mujer es muy sensible a las energías masculinas y, cuando tiene relaciones con un hombre, la energía masculina se queda grabada en ella, concretamente, en su línea de arco.

¿QUÉ ES LA LÍNEA DE ARCO?

Para Kundalini Yoga, tenemos diez cuerpos y la línea de arco es el sexto cuerpo y el núcleo del aura. El aura es tu campo electromagnético. La línea de arco es un arco que va de oreja a oreja pasando por la frente y nos da la capacidad para enfocarnos, concentrarnos y meditar, además de darnos la capacidad de proyección y el resplandor. Esta línea la tenemos hombres y mujeres.

Esta línea nos ayuda a manifestar lo que queremos en nuestra vida.

Cuanto más fuerte y más radiante sea el arco de luz de una persona, más lo será su capacidad de proyección de sus pensamientos. La fuerza de la línea de arco **se ve afectada por la honestidad, la coherencia y la integridad**.

LA MUJER TIENE DOS LÍNEAS DE ARCO

La mujer, además, tiene una segunda línea de arco que va de pezón a pezón. La mujer es muy sensitiva y su línea de arco **se ve afectada cuando mantiene relaciones sexuales porque esta línea contiene la marca de la energía del hombre** (¡las enseñanzas de Kundalini yoga dicen que durante siete años!), creando agujeros en ella. **Cuántos más agujeros tenga, más débil será y esto puede provocar inseguridad e inestabilidad en ella.** Para restaurar la línea de arco existen meditaciones que ayudan a limpiar ese karma acumulado como, por ejemplo, Kirtan Kriya, de Kundalini Yoga.

Además, **para fortalecer la sexualidad en la mujer, existen alimentos beneficiosos** como la berenjena que vigoriza su sistema y le da resistencia. El mango, para el que aconsejan beber después un vaso de leche o tomar un yogur para evitar que su acidez se extienda en el ciclo menstrual. Y el yogui té, que después de tener una relación sexual es muy recomendado.

"El sexo no es amor. Y el amor no es sexo. Pero el sexo hecho con amor es un acto bello, íntimo: El amor físico debe terminar con un amor creativo. Y el amor creativo debe terminar como un amor divino. Y el amor divino debe terminar con un amor unísono. Y un amor unísono debe volverse Dios mismo."

-Yogi Bhajan, 1987.-

LA FRECUENCIA SEXUAL

La frecuencia sexual dependerá de la constitución natural de cada persona y las características de sus tejidos. Aunque no es conveniente generalizar, la medicina Ayurveda recomienda para las personas con predominio de los Doshas Vata y Pitta dos veces por semana y, más frecuentemente, si el Dosha principal es tipo Kapha.

Esto es muy lógico entendiendo que el Ojas, el fluido que alimenta nuestra mente y del que depende nuestro sistema inmunológico se forma, sobre todo, por el Dosha **Kapha**, con lo cual, las personas que tengan mayoría de Kapha, al contener más agua en su organismo, su pérdida en las relaciones sexuales afectará menos a sus tejidos, en general, y podrán tener más sexo sin agotarse.

Las que tienen una naturaleza más **Vata**, tienen tendencia a tener niveles más bajos de este tejido, ya que tienen mucho aire y éter y poca agua en su cuerpo, esto provocará que tengan que tener cuidado, si practican con mucha frecuencia.

En las personas **Pitta**, que tienen algo de agua, sus tendencias son más moderadas, pero han de vigilar porque si están en relaciones con mucha pasión también pueden debilitarse, si en su constitución hay poca proporción de Kapha.

Para reponer este tejido, que se obtiene como parte de nuestra nutrición, la producción ha de ser más rápida que su expulsión. Esto es diferente en cada persona, por eso es aconsejable que observes cómo estás cuando tienes relaciones sexuales con más frecuencia y cómo cuando las mantienes con menos frecuencia, esto te dará la información sobre el modo en que te afectan.

Dice Yogi Bhajan que se necesitan ochenta bocados de alimento para producir una gota de sangre, y ochenta gotas de sangre para producir una gota de semen.

Como ves, todo influye en tu mente, todo tiene un impacto en ella y, seas o no consciente de que te está sucediendo, sí que notarás sus efectos.

RUTINAS SEXUALES RECOMENDADAS POR EL AYURVEDA

Para el Ayurveda, existen unas rutinas sexuales aconsejables, esto se llama Brahmacharya para la Medicina Ayurveda y consisten en una serie de recomendaciones beneficiosas, en general:

- ✓ Es preferible que la mujer no tenga relaciones sexuales durante la menstruación.

- ✓ Después de las relaciones sexuales, es conveniente tomar un vaso de leche caliente con azúcar sin refinar para fortalecer la energía sexual y equilibrar el Ojas.

✓ Tener relaciones sexuales después de comer es dañino para el cuerpo.

LA COMPATIBILIDAD SEXUAL

El Ayurveda sostiene que dos personas que comparten una estructura de Doshas similar o complementaria tienen mejores habilidades para negociar y explica que **la unión de personas con una estructura de Doshas similar: Vatas con Vatas, Pittas con Pittas puede ser buena debido a su inherente compatibilidad sexual** (otra cosa es que dos Pittas sean compatibles por carácter, recuerda que ambos tienen mucho fuego). **Si ambas son Kapha y con una buena predisposición a las relaciones sexuales, no se desgastarán fácilmente la una a la otra.** Todos sabemos que el amor es ciego, pero cuando se produce en personas con este equilibrio energético, su manifestación sexual puede ser una fuente de salud para ambos.

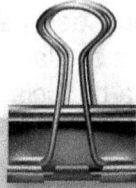

¿DE QUÉ MANERA TE MIENTE TU MENTE?

La mente, condicionada por los sentidos, puede estar influenciada por la química sexual. Dos personas pueden sentir una gran química, pero no un amor profundo; esto podría provocar que el sexo nunca llegara a sublimarse hacia un amor divino y que, lejos de fortalecer a esas personas, les produjera un "enganche" químico y las desgastara energética y físicamente.

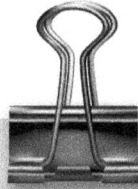

¿CÓMO ENTRENAR A TU MENTE?

Del mismo modo que no dejas tu coche, tu casa o tu dinero a cualquiera, aprender a considerar tu cuerpo como el templo de tu alma y de tu mente es muy importante.

Tu mente es un órgano sensible, que ha de cuidarse, limpiarse y protegerse. Una manera de hacerlo es considerar el amor como algo fundamental y dejar de ver el sexo como un desfogue pasajero. El sexo sin amor desgastará tu cuerpo físico y mental. El sexo con amor es una práctica sublime que hará elevarse a la pareja hasta niveles preciosos.

El Ayurveda dice "toca tu piel, toca tu mente". La piel y la mente tienen el mismo origen embriológico. Todo lo que te toque tendrá un impacto en tu mente. Ten precaución en los intercambios sexuales para cuidar tu cuerpo y protegerte de energías poco favorables, que puedan terminar perjudicándote a nivel físico, mental y emocional.

Sé selectiv@ con los momentos íntimos, a veces es mejor calidad que cantidad.

[10] EL PERDÓN
¡Qué caro te sale no perdonar!

La tranquilidad de tu mente está muy relacionada con el perdón y la culpa, la manera en que ves el mundo te condicionará si no te relacionas bien con esto. Tendemos a culparnos y a culpar a los demás de cosas que hacemos o hacen mal, es algo que hemos aprendido y que, tomando conciencia de ello, podremos dejar de hacer, algún día. Pero, en la actualidad, es una práctica muy frecuente. Te culpo o me culpo y después, ¿qué sucede si no sé perdonar?

¿QUÉ ES PERDONAR?

El acto de perdón que tú crees hacia el otro no es más que un acto de perdón hacia ti mismo. Así es el ego, que consigue hacerte sentir separado de los demás y que creas que los demás hacen cosas para hacerte daño.

Cuando te han hecho algo que te ha molestado, que te ha dolido, que ha tenido unas consecuencias negativas para ti y, ese acto te lo quedas como propio, es como si alguien llegara a ti con una caja de veneno y te la quedaras.

Está claro que el otro cuando ha realizado ese acto que te ha perjudicado tendría unas razones que pueden estar más o menos equivocadas, pero nadie es alguien para juzgarlas.

¿CÓMO PUEDES PERDONAR?

¿Qué puedes hacer cuando te sientas ofendido?

Con lo que te han hecho tienes dos opciones:

- **Encadenarte a la acción de esa persona** y convertirte en víctima dándole mucha importancia en tu mente.

- **Mirar cómo puedes salir de esa situación, recuperar tu poder** personal para **ampliar tu capacidad de entendimiento** y terminar comprendiendo que, aunque te ha perjudicado, todos somos humanos y estamos aprendiendo. Esta humildad de aprendizaje te hará salirte de ese puesto de orgullo doloroso en el que puedes haberte metido y te dejará practicar el acto más liberador por excelencia que existe, el perdón.

PERDONAR ES SER MÁS TOLERANTE

Absolutamente, **todo el mundo tiene sus razones cuando hace algo**, incluso un asesino, en su mente distorsionada, cree tener unos motivos razonables. Por eso, **la falta de perdón manifiesta una falta de comprensión hacia el otro.**

Esto no significa que tengas que estar de acuerdo con lo que el otro ha hecho, pero puedes comenzar a aplicar el desapego de sus acciones y neutralizarlas, comprender que lo ha hecho porque su percepción de las cosas es distinta a la tuya.

¿CUÁLES SON LOS BENEFICIOS QUE OBTIENES AL PERDONAR?

PERDONAR TE LIBERA A TI MISM@.

¿Liberarte de qué?

De un proceso mental autodestructivo en el que te habías metido por falta de comprensión. Este proceso mental acabará contaminando tu mente, tu percepción y tu capacidad de respuesta y, también, tu cuerpo físico.

EL PERDÓN NEUTRALIZA TU CUERPO Y TU MENTE.

Esto es básico para tu salud física y mental. **El perdón te libera de unas emociones contaminantes** que, además, van a añadir información a tu mente relacionada con el suceso. Lo que significa que, al asociar a lo sucedido una emoción negativa, podría instaurarse en ti una creencia que, si no perdonas, olvidas y sueltas, se podría convertir en una verdad para ti. Esta "verdad" va a establecer un filtro y va a condicionar la manera en que percibes el mundo y el modo en que gestionas tu vida.

Es tan importante que empecemos a darnos cuenta de esto porque, en ocasiones, creemos que tenemos la verdad absoluta de las cosas. Hemos de flexibilizar nuestro carácter y aceptar que podemos estar equivocados.

PERDONAR TE HACE GRANDE. Existen muchas personas que consideran que perdonar es un acto que les rebaja o que es algo que los demás no se merecen; personas que creen que si lo hacen, pierden poder o sienten que son inferiores a los demás. Créeme, nada más lejos de la realidad.

Del mismo modo, que has aprendido a hacer muchas cosas en tu vida diaria, **aprender a perdonar es una de las acciones de las que más beneficios físicos, mentales y emocionales vas a obtener.** Lo mejor que les puedes dar a los demás es el amor y el perdón porque, en realidad, te lo estás dando a ti mism@.

> **Cuando perdonas, lo que perdonas es que tu percepción de la realidad ha estado condicionada y no la has mirado desde el amor incondicional.**

EL PERDÓN Y LOS DOSHAS

Nadie es perfecto, todos nos equivocamos.

Como ya sabes, los elementos que nos constituyen (fuego, aire, tierra, agua y espacio) pueden desequilibrarse y llevarnos a no comprender la realidad justa y correctamente. Por ejemplo:

✓ Una persona con exceso de elemento fuego en su interior, puede calentarse con rapidez en una conversación y terminar diciendo cosas de las que luego se pueda arrepentir.

✓ Una persona con exceso de aire en su interior puede tener confusión mental debido a un exceso de pensamientos y costarle ser determinante para tomar decisiones, de forma que puede acabar tomando una decisión de la que más tarde puede arrepentirse.

✓ Una persona Kapha, en desarmonía, puede tener una visión más tamásica y limitada de la realidad, optar por una postura inamovible que genere poca empatía, y con la que podría acabar perjudicándose o perjudicando a los demás.

> La falta de perdón te enlaza con la persona a la que no quieres perdonar a través de una cadena de rencor que a lo único que puede llevarte es a sentirte mal, incluso a enfermarte.

UNA MARAVILLOSA TÉCNICA PARA PERDONAR

Existe una técnica genial para liberarte y perdonar, que es el Ho'oponopono. **La técnica del Ho'oponopono** utiliza palabras gatillo:

"Lo siento. Perdóname. Te amo. Gracias."

A través de un procedimiento sencillo, las personas pueden acabar liberándose de rencores del pasado y ampliar su capacidad de comprensión.

Es una técnica liberadora, generadora de salud para tu cuerpo y tu mente que puede provocarte grandes cambios en tu interior que verás reflejados en el exterior. ¡Te lo digo por experiencia propia!

Puedes profundizar más en esta técnica, encontrarás información fácilmente por internet. ¡Te la recomiendo!

También puedes practicar el perdón a través de lo que explican en Un curso de milagros, existe un proceso para ayudarte a percibir la realidad desde el amor y poder sanar lo que te preocupa.

Escoge la fórmula con la que mejor te sientas y **perdónate cada día, perdona a tu mente por estar condicionada y mentirte**, por hacerte ver cosas que te generan dolor y malestar, por apegarse a las formas.

Perdona para liberarte y ser feliz.

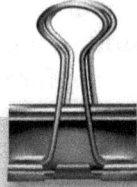

¿DE QUÉ MANERA TE MIENTE TU MENTE?

Cuando nos enganchamos al daño que nos han causado y no somos capaces de perdonar creamos un rencor interno. Esa emoción de rencor NO nos va a dejar ser objetivos ante actos que estén relacionados con las personas a las que no queremos perdonar. De este modo, tu mente no va a poder percibir con claridad.

Cuando te hacen algo que no te gusta y crees que la otra persona lo está haciendo para hacerte daño, le estás poniendo un juicio a esa acción. Esto significa que estás interpretando de forma subjetiva por qué la otra persona te ha hecho algo. Al ponerle esa intencionalidad, te será más difícil perdonar porque tu mente está dando algo por sentado, algo que, tal vez, no es como crees. Recuerda que las cosas no son como son, sino como tú las percibes e interpretas.

Además, si no perdonas, poco a poco te enfermarás, irás perdiendo vitalidad, porque el sentimiento que acompaña a la falta de perdón desencadena dentro de ti una serie de substancias químicas que son dañinas para tu organismo. Esta falta de energía puede afectar a tu mente y no dejarte pensar con claridad.

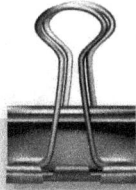

¿CÓMO ENTRENAR A TU MENTE?
HUMILDAD ANTE TODO

Sería conveniente que comenzaras a plantearte que cuando perdonas al otro te estas perdonando tú porque, en realidad, eres tú quien ha estado sometido a tu ego. En el fondo de esto, tú eres quien se está equivocando en tu falta de comprensión. E, insisto, no necesitas estar de acuerdo con la actuación del otro y puede que las consecuencias de sus actos hayan sido muy graves para ti y tu vida. Pero ¿de qué te sirve encadenarte a ese hecho? Vivir en el pasado, condicionado por él, ¿crees que te hará disfrutar más el presente?

Todos somos uno, y lo que le haces al otro te lo estás haciendo a ti mismo.

"A veces el momento presente es inaceptable, desagradable o insoportable. Es como es. Observen cómo lo etiqueta la mente y cómo este proceso de etiquetado, este juicio continuo, crea dolor e infelicidad. Al observar la mecánica de la mente, ustedes se liberan de los patrones de resistencia de la misma, y entonces pueden permitir que el momento presente sea. Esto les dará una muestra del estado de liberación interna de las condiciones externas, el estado de verdadera paz interior. Entonces vean lo que sucede, y actúen si es necesario o es posible.

Acepten – luego actúen. Sin importar lo que contenga el momento presente, acéptenlo como si lo hubieran elegido. Siempre trabajen con él, no en su contra. Háganlo su amigo y aliado, no su enemigo. Esto transformará toda su vida milagrosamente."

—Eckhart Tolle—

[11] CREENCIAS, CONDUCTA Y ACTITUD

La telaraña invisible que guía tu vida

"El paso más importante en el crecimiento es volverse un conocedor de uno mismo, de lo peor y lo mejor".

-Jorge Bucay-

Tu mente te miente porque, muchas veces, lo que piensas, puedes haberlo integrado de lo que has escuchado en casa, en el colegio, con tus amigos, en la universidad, en el trabajo, etc. Esto sucede porque tu sistema de valores y creencias se construye desde tu infancia.

TU SISTEMA DE VALORES Y CREENCIAS

Las creencias se basan en un sistema de valores, y este sistema de valores puede ir variando con la edad y las experiencias, de modo que, algo que creías muy importante en tu escala de valores, con los años, puede no serlo tanto y ser substituido por otro valor más importante para ti, en ese momento. Por ejemplo, tal vez el dinero sea un gran valor para ti pero, podría ser que, después de pasar una enfermedad grave, la salud se convierta en el valor principal tuyo.

Cuando la escala de valores cambia, las creencias también comienzan a cambiar. No obstante, existen quienes prefieren mantenerse siempre pensando lo mismo y consideran que eso les convierte en personas más sólidas y estables, tanto que pensar en cambiar de opinión ante algo podría significar, para ellos, perder credibilidad.

Aprender algo es justamente eso, cambiar de opinión sobre algo que creías que era de una manera. **Cuando aprendemos es cuando evolucionamos, crecemos y cuando podemos expandirnos**.

Tu mente te miente, **cuando consideras tu verdad como la única verdad posible.**

Hay muchas personas que sostienen frases como *"esto siempre ha sido así, y ya está"* o *"yo soy así y a estas alturas ya no voy a cambiar"*.

¿Te resuena? Lo fundamental es que seas feliz, a eso has venido y cuando no estamos siendo felices es porque hay algo que revisar, algo que no se ha actualizado. Del mismo modo que se hacen actualizaciones en los programas informáticos, tus programas mentales, tus creencias, tus valores, también deberían ir actualizándose para que puedas adaptarte mejor a la evolución de la vida.

Un sistema de creencias obsoleto puede ser como un ancla, que no te deje evolucionar y avanzar.

Para que te hagas una idea más clara:

- ✓ Tienes una estructura de valores (que son prioridades de elección, por ejemplo, salud, amor, dinero, diversión, altruismo, etc.).

✓ En función de tu escala de valores, vas generando unas creencias, que marcan las formas de respuesta con las que te manifiestas.

✓ Estos hábitos de respuesta van configurando un modo de conducta.

✓ Esa conducta acaba formando tu carácter.

✓ Ese carácter se distingue por una actitud ante la vida que te hace singular.

Cuando quieres realizar un cambio, es conveniente hacerlo desde la parte más profunda de tu ser para que sea efectivo, de lo contrario, como te has acostumbrado a responder ante la vida de una forma determinada, tu cerebro mantendrá esa capacidad de respuesta y te costará más modificarla.

Este es el motivo por el que, en ocasiones, cuando necesitas hacer un cambio en tu vida y no lo haces por miedo, la vida te sacude con algún suceso importante. Metafóricamente, es como si sacudiera tu mente para que esas construcciones mentales, que ya no te sirven, se derrumbaran para poder crear unas nuevas con las que vivas más feliz.

LA IMPORTANCIA DE TU ACTITUD

Este sistema de valores y creencias, que genera unos hábitos de comportamiento, va configurando también tu carácter y tu personalidad. **Tienes una forma de actuar que viene dada por todo ello y que marcará tu actitud ante la vida.**

Hoy en día, si hay algo importante que se tiene muy en cuenta y que marca la diferencia entre las personas es la actitud que manifiesten, sobre todo, en relación a los demás y a la adversidad. Ante dos personas con un currículum similar, la actitud que tengan uno y otro puede, en muchas ocasiones, declinar la balanza en una entrevista laboral.

Una actitud positiva, que ve la vida como una experiencia llena de oportunidades y que está abierta a aprender, a diferentes niveles, es fundamental para que evoluciones. Cuánto más abierta sea tu actitud, mayor información entrará en tu mente y más capacidad de discernimiento tendrás ante cualquier suceso.

Esto implica un autocontrol de los sentidos, que te lleves bien contigo mism@, que seas tolerante contigo, paciente y que admitas que tienes la capacidad de equivocarte porque tienes la gran capacidad para aprender.

La actitud ante cualquier situación es vital para que tu mente responda de forma constructiva y tu cuerpo se mantenga saludable.

Hay personas que lo tienen todo en la vida, pero una mala actitud les hace ser incapaces de reconocerlo y viven con una insatisfacción permanente. Te mereces ser feliz y, para ello, has de aprender a perdonarte cada día, empezar cada día como una nueva oportunidad de aprendizaje y disfrutar al aprender. Cada vez que aprendes, evolucionas.

Cada país, en función de su cultura, tiene un ritmo y un nivel en su educación. Pero está comprobado que **las personas más felices, al final de su vida, no son las que tienen más dinero, sino las que se sienten queridas porque han formado a su alrededor un grupo de personas con las que compartir la vida.**

Hay que vigilar con lo que vemos en los medios de comunicación porque su enfoque en lo negativo hace parecer que lo positivo no es noticia. Esta manera de destacar lo malo, de debatir sobre ello, lo que hace es poner el foco en lo negativo y esto, al fin y al cabo, forma parte también de una actitud ante la vida. **Pregúntate dónde pones el foco en la vida y obtendrás una información muy relevante sobre tu actitud.**

¿ERES UNA VÍCTIMA DE LA QUEJA?

Afortunadamente, cada vez hay más conciencias que están ayudando a otras a darse cuenta de la importancia del pensamiento positivo. Es vital para que tu cuerpo y tu mente estén saludables, que atiendas a la vida con una actitud positiva.

¡Y ello anula las quejas completamente!

> **Las quejas son las enemigas de la salud, de la prosperidad, de la abundancia, del amor y de la fuerza vital.**

Si quieres salud, no te quejes.

Si quieres dinero, no te quejes.

Si quieres tener amigos, no te quejes.

Si quieres sentir el amor, no te quejes.

Si quieres tener energía, no te quejes.

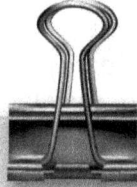

¿DE QUÉ MANERA TE MIENTE TU MENTE?

Tu mente te miente y seguirá haciéndolo si no empiezas a cuestionarte. Existen muchas personas que tenían como objetivo en la vida tener una determinada profesión, un coche, una casa, pero cuando lo consiguen se dan cuenta de que no son felices, les falta algo. Lo que pensaban que estaba respondiendo a su valor principal, no era así. Han pasado los años y, pese a haberlo conseguido, se han dado cuenta de que han invertido sus esfuerzos en algo que, realmente, no era una prioridad para ellos.

Así es como nos miente la mente si no nos detenemos a escucharnos.

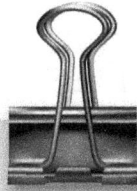

¿CÓMO ENTRENAR A TU MENTE?

Existen ejercicios de coaching que puedes realizar para comparar valores y determinar, así, cuáles son tus valores principales.

Darte cuenta de estos valores principales es fundamental para que alcances la felicidad. Y ello requiere momentos de tranquilidad, en los que puedas estar contigo mism@, ser valiente y rascar en tu interior.

Pregúntate:

¿Qué es lo que me hace más feliz tener salud o tener amor, tener dinero o tener salud, tener dinero o tener amor, tener amigos o tener dinero, tener trabajo o tener salud? Y así, continúa con todas las cosas que son importantes para ti. Confronta los valores, unos con otros y crea una lista de lo que HOY TE HACE, VERDADERAMENTE, FELIZ.

Disfruta el silencio de la soledad porque en ella es cuando tu ser superior se va a manifestar y el alma te habla. Escucha a tu cuerpo, es básico, si no se siente cómodo haciendo algo que parece que es importante para todos menos para ti, detente y observa cómo estás. Sucede lo mismo si te sientes muy feliz haciendo algo que para los demás puede resultar poco importante.

Esta capacidad de observación desarrollará tu madurez para poder actuar.

Vive tu vida, no la de otro, la tuya. Lo que a ti te hace feliz, no solo te hará vivir una vida saludable, sino que te dará satisfacción personal. Y este, querid@ amig@, es el principal ingrediente del éxito.

[12] LA CREATIVIDAD
Tu misión de vida

"Todo niño es un artista, el problema es seguir siendo un artista cuando creces."

-Pablo Picasso-

HAS NACIDO PARA CREAR

El Universo es creatividad por excelencia y tú, como parte de este Universo, también lo eres.

Estás creando todo el día, consciente o inconscientemente, tu mente es creativa. Unas mentes son más imaginativas, otras más realistas, pero absolutamente todas crean. Cuando la mente no es creativa es porque reacciona y, en lugar de crear cosas positivas para ti, lo que creará será neurosis, negatividad, miedos, culpa, rechazo, etc.

Tu desarrollo, como persona y como espíritu, está, íntimamente, relacionado con este proceso creativo.

> **Cuando la creatividad deja de ser una motivación en tu vida,**
>
> **tu espíritu se deprime.**

¿PARA QUÉ NECESITAS SABER ESTO EN EL PRESENTE?

Porque la motivación del ser humano es crear, crear, crear.

TODO LO QUE HACES SON ACTOS CREATIVOS

Esta creación puede ser una comida, un espacio, una obra de arte, un desayuno, un pastel, una atención especial hacia alguien, una mirada diferente, un acto generoso, una venta, un programa informático, plantar tomates en el huerto, escribir una canción, un libro, escoger la ropa para vestirte cada día y millones de infinitas manifestaciones.

En todas las cosas que haces subyace la creatividad y tus pensamientos también crean, ya seas consciente o no. **Tus pensamientos son materia, sutil, pero materia que estás creando, constantemente. La creatividad es la cualidad intrínseca en tu mínimo nivel celular,** en tu más mínima fragmentación energética y, sin ella, no existirías.

Cuando eres niñ@, de forma natural, muestras tus inclinaciones creativas. Y, de adulto, es fundamental que conectes con esas expresiones infantiles porque tu felicidad está muy relacionada con ellas. Identifícalas, reconócelas, escúchalas y tenlas en cuenta; es básico para que sientas que la vida vale la pena, porque harán que te sientas realizad@.

Estás viv@ para ser feliz, es el objetivo máximo de la vida, encontrar la felicidad y saber mantenerla. Conecta con tu espíritu creativo, te hará desarrollar esa felicidad.

¡Haz aquello, que te haga tan feliz, aquello en lo que se te pasa el tiempo volando!

¿PARA QUÉ TE SERVIRÁ SABER ESTO EN EL FUTURO?

En la tercera etapa de tu vida, la etapa de Vata, la conexión con tu creatividad es primordial para encontrar una motivación diaria que te haga sentirte feliz.

Las personas con más energía Vata son las más creativas, en general, pero sea cual sea tu condición de Doshas, cuando llegues a esta tercera etapa de tu vida, necesitarás canalizar esta energía creativa constructivamente.

Esto te ayudará muchísimo, tu cerebro no envejecerá con la misma rapidez con la que lo hace cuando tu mente está motivada. Y, además, enriquecerá tus días, te sentirás más feliz y desarrollarás facetas que podrás compartir con los demás.

¡Encuentra aquellos actos creativos que te hacen feliz, convierte tu creatividad en un motor de energía que te haga vivir con ilusión cada día!

Prepara tu tercera etapa para que no te sientas solo, para que te sientas feliz y realizando aquello que más te gusta. ¡Cuántas personas mayores bailan y se sienten enormemente felices, por ejemplo!

**Tu creatividad es tu mayor don,
exprésala en cualquiera de las formas que te haga feliz.**

RECUERDA ESTO:

ERES UN SER CREATIVO

DESARROLLAR TU CREATIVIDAD TE DARÁ
MOTIVACIÓN

LA MOTIVACIÓN TE DARÁ ENERGÍA

LA ENERGÍA TE DARÁ VITALIDAD

LA VITALIDAD TE DARÁ FUERZA

LA FUERZA TE DARÁ ÁNIMO

EL ÁNIMO TE HARÁ VIVIR MÁS FELIZ

¡Este es el bucle de la felicidad!

"La creatividad es contagiosa. Pásala".

-Albert Einstein-

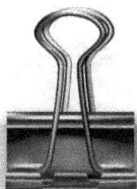

¿DE QUÉ MANERA TE MIENTE TU MENTE?

Conocerte es conocer tu faceta creativa, aquello que te encanta hacer y en lo que pierdes la noción del tiempo. Y no expresar esta faceta tuya es algo que puede perjudicarte. La energía crea, construye y destruye. Si no le das rienda suelta a esta energía y la expresas, llevarla dentro puede hacerte daño a ti. En lugar de sacarla y crear con ella aquello que te haga feliz, puede que se quede dentro y cree dentro de ti pensamientos negativos (miedos, angustias, fobias, etc.) que te hagan sentirte insatisfecho con tu vida. Esta es la manera en la que la mente creativa se convierte en una mente reactiva. Cuando no la expresas, de forma constructiva, acaba creando lo que no quieres. Eso te convertirá en una persona infeliz y esa infelicidad será un velo que no te dejará ver la realidad con objetividad.

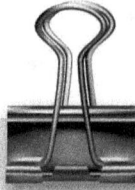

¿CÓMO ENTRENAR A TU MENTE?

La mente limitada por las variables de espacio y tiempo desaparece cuando estás haciendo algo que te encanta. Seguro que lo has experimentado alguna vez.

Es fundamental que te escuches, para conectarte con tu niñ@ interior y sientas qué es lo que te gusta hacer. Observa cómo te notas cuando estás haciéndolo y sentirás cómo se manifiesta la energía de la fuerza creativa dentro de ti. Cuantos más momentos en tus días dediques a ello, más feliz serás.

¡Permitírtelo es muy saludable!

¡Dale rienda suelta a esa energía para que puedas vivir una vida feliz!

Si te cuesta sentirte, practica este ejercicio: siéntate y coloca las manos en tus rodillas, une pulgar e índice y estira el resto de dedos, mira la punta de tu nariz y repite el siguiente mantra:

"Ang sang wahe gurú"

Hazlo 11 minutos cada día y comenzarás a ver cambios en tu vida.

[13] EL ESPACIO Y EL ORDEN
Afecta a tu vida y a tu economía

No sé si alguna vez te has planteado la importancia del espacio que ocupas, cómo incide en ti y cómo puede condicionar tu vida. Quiero que sepas que:

Tú ocupas un espacio e influyes en él.

Tu cuerpo y tu mente tienen un espacio, a nivel interno, que te influye y tú influyes en él.

El espacio que tú ocupas está dentro de un espacio mayor al que, también, influyes y que, también, te influye a ti.

Estamos continuamente influyendo en los demás, los demás en nosotros, nosotros en el espacio y el espacio en nosotros.

¿DE QUÉ MANERA INFLUYE EL ESPACIO EN TI?

A grandes rasgos, has de saber que **un espacio amplio, lleno de luz natural, te relajará y que los espacios pe-**

queños (en los que falte el elemento aire, no haya luz natural, haya demasiada materia) se convertirán en espacios densos y pesados que **te harán sentir cansancio mental.**

Tendemos a acumular materia en los espacios, ocupaciones en el día a día y, todo ello, genera una densidad que puede acabar saturándonos, física y mentalmente. Demasiada materia hará que te falte aire para respirar, y si no respiras correctamente, no podrás pensar con claridad. Recuerda que el aire es el elemento que rige tus pensamientos y que si tu respiración no es correcta, alterará tu estado emocional y mental.

¿DE QUÉ MANERA INFLUYES TÚ EN EL ESPACIO?

Tú, como espacio individual, afectas al espacio que te rodea y al de las personas que te rodean. Cuando estás de buen humor eres contagioso, lo mismo sucede cuando estás de mal humor. **Tu energía además de ocupar tu cuerpo físico ocupa un espacio alrededor de ti que genera una onda expansiva y afecta a lo que hay alrededor.**

Por eso, es muy positivo que te responsabilices de estar bien, primero por ti, por supuesto, pero, también, porque cuando estás mal, perjudicas a los que están cerca de ti.

Existe una energía alrededor tuyo, es tu campo magnético o aura, cuanto más feliz seas, más fuerte será y menos permeable, es decir, se verá menos influenciado por energías externas. Además, se llenará de luz y esa vibración es altamente sanadora para tu entorno.

¡Una aura fuerte y saludable puede incluso sanar a las personas con las que esté en contacto!

EL ORDEN: COMO ES ABAJO ES ARRIBA, COMO ES A DENTRO ES A FUERA

Hay quien dice que se sabe cómo es una persona mirando su cocina y su nevera porque es la parte de la casa en la que se "cocinan" las ideas y aquello que nos nutre. ¿Te imaginas que, de repente, viniera alguien con esta perspectiva y revisa tu nevera, ahora mismo? ¿Qué información crees que le daría?

Yo no soy una maniática del orden, pero he observado en mí misma que, cuánto más ordenada está mi casa, mejor me siento.

No únicamente te afectan los espacios, su amplitud, su luminosidad, los colores, las plantas, sino que también te afecta el orden que hay en ellos. **Un espacio desordenado y sucio, en el que la energía no pueda fluir, afectará a tu salud porque absolutamente todo está vinculado.** Mantener un orden es vital para ti, porque tus sentidos alimentan tu mente y tu cuerpo.

Ver desorden te alimentará de desorden, tocar desorden te alimentará de desorden y desordenará tu interior.

La máxima es siempre la misma, de dentro a fuera, y <u>si ordenas tu casa, ordenas tu vida</u>.

Hacer limpieza de lo innecesario es estar en el flujo de la prosperidad y la abundancia, porque al tirar lo que no queremos, estamos dejando espacio para que se rellene con lo que sí queremos.

Lo mismo sucede con tu espacio mental, para poder ordenar las emociones, has de deshacerte de aquellas que son tóxicas, que no te aportan y que, en lugar de potenciarte, te crean miedos y limitaciones.

Para comprender esto mejor, te explicaré que existen dos fuerzas vitales en tu cuerpo y en tu mente: el Prana y el Apana. Prana es la fuerza de la inhalación de la energía y Apana la fuerza encargada de la expulsión de los deshechos. Mantener el equilibrio entre lo que entra y sale de tu cuerpo, de tu casa, de tu vida, de tus emociones y de tu mente depende del equilibrio que exista entre estas dos fuerzas.

> **Pon orden en tu mente, no la infectes de pensamientos y emociones negativas porque ello te dificultará el discernimiento.**

Al ordenar tu casa, te empiezas a familiarizar con esa sensación de bienestar que se crea cuando todo lo que existe está en su lugar correcto y el lugar que ocupa no afecta, negativamente, al resto de cosas que existen. Esto **educará tu mente para seguir el mismo proceso y comenzar a eliminar de tu vida aquello que es tóxico para ti, ya sean pensamientos, emociones, personas, alimentos, etc.** Te hará tomar conciencia y la eliminación se producirá de forma natural, por vibración.

¿Has oído hablar del Feng Shui y de sus principios? El Feng Shui es una herramienta altamente eficaz para ordenar nuestra casa. Cada área de tu casa representa un área de tu vida y hay unos colores, unos elementos, unas formas que pueden ser más armónicos que otros para que tu vida fluya mejor.

Mi recomendación es que te pongas en manos de un experto en esta materia que te ayude y aconseje, de la forma más eficaz.

EL ORDEN AFECTA A TU TIEMPO Y A TU ECONOMÍA

Un espacio ordenado tendrá un impacto en tu tiempo y en tu economía.

Si en tus espacios mantienes todo ordenado, de forma que a la primera encuentres lo que necesitas, ahorrarás tiempo.

Y si, de un vistazo, ves lo que tienes, acabarás no comprando cosas que, al llegar a casa, te darás cuenta que ya tenías, con lo cual, ahorrarás dinero.

Y como el dinero no deja de ser una energía más, además, tendrás un ahorro energético que beneficiará directamente a tu cuerpo y tu mente.

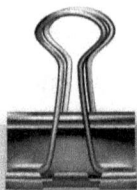

¿DE QUÉ MANERA TE MIENTE TU MENTE?

El desorden físico puede acabar provocando desorden mental, sensación de agobio, incapacidad para ordenar las ideas, falta de concentración, confusión, dispersión, cansancio, etc. Y esto puede condicionar tu percepción y tu capacidad de respuesta.

Imagina un día de trabajo en un espacio cerrado, lleno de cosas, con poca luz, sin elementos naturales. Al final del día, tu mente tendrá una densidad que te hará sentir cansado. Este cansancio puede dar lugar a que, cuando llegues a casa, tengas menos paciencia con los que convives y seas más reactiv@, que veas las cosas desde una perspectiva algo distorsionada, que no te mantengas en un estado de presencia y relajación ante lo que te sucede. Esta reactividad te puede ocasionar más conflictos y podría hacerte acabar en un bucle de malestar.

Si no te has planteado que el espacio puede afectarte, igual crees que es por el trabajo o porque tienes un mal día, sin más. Observa bien dónde estás y de qué manera, antes de creerte lo que te diga tu mente. Esta toma de conciencia te hará ver cuáles son las cosas que te afectan y cómo.

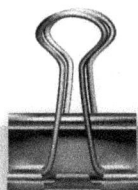

¿CÓMO ENTRENAR A TU MENTE?

Mantén una limpieza en el espacio, un orden y coloca las cosas en los mismos sitios, esto te ahorrará tiempo. Rodéate de ambientes que no sean tóxicos, ventílalos y renueva el aire, pon plantas si no hay, y llénalos de todo el amor y la luz que puedas. Ten, solamente, aquellas cosas que te encanten y te hagan feliz. Es mejor calidad que cantidad, y esto sirve para todo en tu vida. Realiza una lista de aquellas cosas que, de verdad, te gusta tener y evita lo que no. Hay espacios cerrados en los que poniendo un vinilo que dé profundidad e imite la naturaleza, por ejemplo, se crea un efecto visual de amplitud y relajación, muy beneficioso.

A mí me ha servido utilizar lo que se conoce como el Mapa Bagua, en Feng Shui, que es una especie de plano que puedes colocar encima del plano de tu casa, haciendo coincidir la puerta de entrada. Este mapa lo puedes encontrar, fácilmente, por internet. Cada espacio, que se corresponde con un área de tu vida (amor, prosperidad, el éxito, relaciones familiares, etc.) está asociado a unos tonos de color, materiales, etc., que, al utilizarlos, potenciarán esas áreas para que la energía fluya mejor.

Todo pasa por mantener un equilibrio, por eso, si trabajas en un espacio cerrado, compénsalo con paseos en la naturaleza, que ajusten esos elementos dentro de ti. Si te falta energía solar, busca la presencia de este elemento, en tu tiempo libre, y exponte, con la protección adecuada.

Observa donde pasas más tiempo cada día y armoniza ese espacio para sentirte feliz dentro de él.

[14] LOS ASTROS
Energías invisibles que condicionan tu mente.

Los astros ejercen una influencia vibratoria en nosotros. Una de las ramas de los Vedas era el estudio de la Astrología védica o Jyotish. Estos estudios, que tienen más de 5000 años, sostienen que los planetas también están compuestos por los cinco elementos y tienen unas energías y unas características relacionadas con ellos.

Los planetas están girando a velocidades vertiginosas alrededor del Sol y, en algún momento de su órbita, se cruzan con nuestro planeta. Esto puede tener un impacto, a nivel vibratorio. Realmente estamos flotando en una minúscula canica, que está dando vueltas sobre ella misma, al mismo tiempo que gira alrededor del Sol; un sol que forma parte de una de las millones de galaxias que existen. ¡Parece una locura, verdad!

Los astrólogos védicos elaboran cartas natales con la información astrológica del momento de tu nacimiento; parece que esa energía, crea un impacto en ti, que te afecta.

Además de los planetas, la luna y el sol influyen en ti de forma directa.

EL SOL

El Sol está considerado como el padre, rige el día y la energía masculina. El estado de alerta del ser humano se relaciona con el elemento fuego y, por lo tanto, con la energía de Pitta. En las estaciones del año tiene un papel fundamental que hace caracterizarse a las estaciones por ciertas peculiaridades que te afectan. Esto ya lo has visto con más profundidad en el apartado "Las estaciones del año".

En días de luna nueva, la energía solar es más fuerte y, por tanto, las personas que tengas más fuego en su constitución, si no están en equilibrio, pueden sufrir un aumento de desórdenes durante estos días.

LA LUNA

La luna rige la noche y representa a la energía femenina, la mente que crea las emociones y nuestra receptividad e intuición. Sus características son similares a Kapha, es blanca, fría, lenta y densa. Se la considera también la Diosa del agua, ya que altera el elemento agua, tanto a nivel externo con las mareas, como a nivel interno, alterando la savia en las plantas, removiendo las aguas subterráneas y, como el ser humano es un microcosmos, manifestación del macrocosmos, también puede alterar el elemento agua, dentro de nosotros. De ahí que personas con predominio de Kapha, o elemento agua, puedan empeorar en los días de luna llena, por ejemplo.

LA MUJER, LA LUNA Y EL CICLO MENSTRUAL

Las mujeres tienen un ciclo menstrual relacionado con el ciclo mensual de la luna. Del mismo modo que la luna crece, se llena y se empieza a vaciar hasta quedarse vacía, la mujer también lo hace en su ciclo menstrual. El ovulo crece y cuando ya está maduro en el día 14 del ciclo, la mujer estaría en su fase de luna llena. Si el óvulo no se ha fecundando empezaría para ella el proceso de luna decreciente hasta que, en la fase de luna nueva, se vacíe y dé salida al óvulo no fecundando en la menstruación.

Conocer cómo funciona el ciclo menstrual, las distintas fases que tiene y el modo en que afectan a la mujer puede suponer un gran antídoto para los síntomas que siente durante el mismo. Tal vez no los elimine del todo, pero puede hacer que se perciban con más desapego; es un proceso más que relaciona a la mujer con la madre naturaleza. Existen muchos libros que hablan sobre ello, por ejemplo, *Luna roja* de Miranda Gray.

Si eres mujer, estos síntomas pueden condicionar la manera en que percibes el mundo, cómo te tomas las cosas y cómo reaccionas. Seguro que te suena el síndrome premenstrual y la sensibilidad previa a la menstruación. La menstruación también se relaciona con los Doshas:

Kapha prevalece desde que acaba la menstruación hasta la ovulación (o luna llena).

Pitta desde la ovulación hasta que se inicia el flujo menstrual.

Vata durante la menstruación o luna nueva.

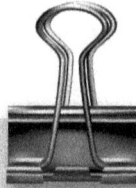

¿DE QUÉ MANERA TE MIENTE TU MENTE?

Un exceso de sol puede provocarte quemaduras y afectar a tu sistema nervioso, recuerda que tu piel es parte de tu sistema nervioso. Demasiado sol puede aumentar el elemento fuego dentro de ti y podría inclinarte a las emociones de calor, como la ira y la rabia.

La luna es fría, calmante y puede aumentar Kapha en tu interior, por lo tanto, si tienes predominio de este Dosha, en días de luna llena, podrías sentir más pereza, cansancio y densidad mental de lo habitual. Y como la luna está relacionada con el elemento agua, y este elemento con las emociones, es posible que se muevan esas emociones dentro de ti.

Recuerda buscar siempre la lección a aprender y no te apegues a las emociones superfluas.

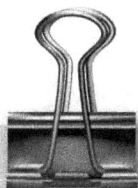

¿CÓMO ENTRENAR A TU MENTE?

Cuando conoces el poder que tiene el Sol, como elemento Pitta, y la influencia que puede ejercer en tu mente y en tu cuerpo, puedes utilizar este astro para reequilibrar tu organismo. Por ejemplo, salir a pasear con el sol en las mañanas de invierno, para generar calor en tu cuerpo y tener mayor bienestar mental.

Lo mismo sucede con la luna en verano. Días calurosos pueden compensarse con un paseo a la luz de la luna, que hará disminuir el Pitta dentro de ti, si es lo que necesitas.

Los tenemos ahí, cada día, a nuestra disposición para ayudarnos a sentirnos mejor. Utiliza el poder que tienen para armonizar tus Doshas y te sentirás mejor.

LOS PLANETAS

¿CÓMO SE RELACIONAN LOS PLANETAS CON LOS DOSHAS?

Los tres Doshas son una extensión de la teoría de los cinco elementos y están relacionados con los planetas, según los textos clásicos de Astrología Védica. El Sol y Marte son de fuego, que se relaciona con Pitta. La Luna y Venus se relacionan con Kapha o con el agua. Mercurio, Tierra y Saturno se relacionan con el aire.

Por ejemplo: Marte, que es un planeta de Fuego, si rige a un signo como Escorpio, que es de agua, puede provocar más reacciones de Pitta, porque el fuego calienta el agua (recuerda que Pitta se manifiesta en forma de líquidos calientes dentro de ti), aunque el agua se corresponda a Kapha, sobre todo, si la presencia de Marte es más fuerte.

La Astrología Védica relaciona también a cada planeta con los tejidos de nuestro cuerpo. Es muy interesante este estudio y te invito a que, si es de tu interés, amplíes la información al respecto.

Al observar los planetas que están activados en el momento en que una persona tiene una enfermedad, se puede determinar el tipo de en enfermedades a las que puede ser propenso. Es una observación muy compleja, que puede dar apoyo a la medicina, puede ayudar, en diferentes tratamientos, al determinar cuáles son los periodos más o menos favorables para aplicarlos, ya que, lo fundamental para la salud es que la persona viva en armonía con su constitución y con los ritmos de la naturaleza.

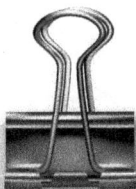

¿DE QUÉ MANERA TE MIENTE TU MENTE?

En función de la composición planetaria de tu carta natal, hay unas energías u otras que te van a favorecer más o menos. Por ejemplo, si en tu carta hay planetas antagónicos, puede que se vea manifestado en tu vida. Esta influencia te afecta a un nivel de percepción sutil. A través de las cartas natales, puedes llegar a comprender tendencias y tener información sobre ti. En mi carta natal, el resultado se corresponde, exactamente, con el del Test de los Doshas. Puedes contrastar esta información con tu experiencia de vida, para ver si es coherente o no. No te creas todo lo que piensas, cuestiónalo, desapégate, pon a prueba a tu mente y experimenta los efectos de vivir así.

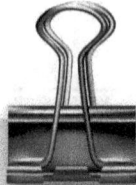

¿CÓMO ENTRENAR A TU MENTE?

Observa la vida con perspectiva, la casa en la que vives, tu pueblo, tu ciudad, tu país, tu planeta. Todo ello forma parte de un sistema solar, que está en una galaxia con miles de galaxias.

A mí esto me crea la humildad suficiente como para cuestionar muchas cosas, en especial, ciertas creencias mentales que no me hacen ser feliz. El mundo es demasiado mágico como para perder el tiempo sin darte cuenta de que tu mente utiliza estrategias para tener placer y protegerte del miedo y del dolor.

Escucha a tu alma, tu intuición, tu conciencia, esa es la única verdad.

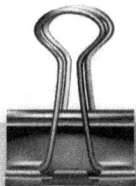

Quiero compartir contigo una frase de Buda.

"No creáis en nada simplemente porque lo diga la tradición, ni siquiera, aunque muchas generaciones de personas nacidas en muchos lugares hayan creído en ello durante muchos siglos". "No creáis en nada por el simple hecho de que muchos lo crean o finjan que lo crean". "No creáis en nada porque así lo hayan creído los sabios de otras épocas". "No creáis en lo que vuestra propia imaginación os propone cayendo en la trampa de pensar que Dios os lo inspira". "No creáis en lo que dicen las sagradas escrituras, solo porque ellas lo digan". "No creáis a los sacerdotes ni a ningún otro ser humano". "Creed únicamente en lo que vosotros mismos hayáis experimentado, verificado y aceptado después de someterlo al dictamen del discernimiento y a la voz de la conciencia".

Solo experimenta en ti, si crees que obtener tu carta natal puede ayudarte a contrastar la información y a ser más neutral, hazlo. Al informarte sobre los planetas y los elementos que predominan, como está relacionado con los Doshas, podrás saber mejor como contrarrestarlo.

Obsérvate, escucha tu voz interior, y cree en lo que percibas y experimentes, con claridad.

[15] LA FE

El requisito imprescindible de la vida

¿Tu fe es firme, constante y determinada o, por el contrario, es fluctuante?

Tener fe en algo, en que lo que crees que se va a producir, te da una sensación de seguridad y confianza que activa, en tu organismo, unas substancias que te darán más energía para llevar a cabo las acciones que te acerquen a tus objetivos.

> **Es un bucle, a más fe, más energía, más poder y viceversa.**

La relación con la fe, en muchos casos, está condicionada por las religiones, pero **la verdadera religión es aquella que te enseña a creer en ti mism@.**

¿QUÉ TE APORTA SABER ESTO?

Tu fe condiciona tu mente, hacia el pensamiento negativo o positivo, hacia el pasado de fracaso o hacia el futuro de éxito, tu fe condiciona lo que piensas, lo que dices y lo que haces.

Tu fe condiciona tu energía física, la respuesta de tu sistema inmunológico, te predispone a un estado mental que limitará o potenciará tu capacidad de acción.

Muchas personas creen mucho en Dios, otras menos, algunas nada y otras solamente cuando tienen alguna necesidad. Pero ¿qué es en lo que creen? ¿Qué es Dios? ¿Por qué su figura existe en todas las culturas?

Cuando estuve en la India, un gran hombre me hizo esta pregunta, me dijo: ¿Qué es Dios para ti? Me sorprendió y me dejó pensando un buen rato, hasta que él contestó: **Dios es fe.**

La fe es el camino que te hace creer que todo es posible, es el camino que te acerca a Dios. Desde este punto de vista, Dios puede ser visto como la fe que tengas en algo.

Para otras personas, Dios es amor, como núcleo de la creación. Es el origen, entendido como un principio de conciencia primordial que está dentro de cada uno de nosotros, que está dentro de ti.

Para Neville Goddard, Dios es tu propia y maravillosa imaginación. Todo lo que seas capaz de imaginar y ver con claridad en tu mente, lo podrás tener en tu vida. Hoy día se habla mucho de visualizar para conseguir lo que quieres, todos estos conceptos ya los expresaba Neville Goddard, en los años 70.

La fe que tienes en Dios es la fe que tienes en ti mism@ y en tus posibilidades de conseguir todo lo que desees.

Lo fundamental de la fe es justamente eso, que te hace creer que es posible.

Cuando en la India me explicaron este concepto sobre Dios, comprendí desde un punto de vista nuevo que, en el momento en que siento fe, me conecto, directamente, con el poder de Dios que está dentro de mí. Ese poder está dentro de ti y nada tiene que ver con los dogmas ni las religiones. Es una sensación interna, una luz que te hace ver que lo que quieres es posible.

No importa que se le llame Jesús, Alá, Mahoma, se trata de aquello que te hace conectarte con tu poder interior. Tanto si Dios para ti es una figura externa, como si es tu imaginación y has visualizado algo, la fe que pongas en ello te ayudará a llevar a cabo las acciones que lo manifiesten.

Históricamente, la fe era hacia algo externo. Afortunadamente, en esta nueva Era de Acuario, la fe es hacia el poder interior de Dios que tenemos todas las personas. A menos fe, más domesticable eres porque dependes de la valoración ajena.

La fe es poder, tu poder, el poder de tu Yo Soy, y aquello en lo que creas con todas tus células, aquello que, cuando cierres los ojos puedas ver con claridad que es posible, se va a acabar manifestando en tu vida.

Lo ideal es que conectes la fe con la esperanza, con la ilusión, con los proyectos, con la mejora de tu vida y de tus relaciones, para mantenerte firme en tus propósitos.

Dicen que <u>cada inhalación es una oración</u>, así es que yo te propongo:

Inhala fuertemente, llena tu cuerpo de energía vital y repite hacia dentro "¡Yo puedo, Yo tengo fe, creo en mi poder!"

¡DIOS ERES TÚ!

¿DE QUÉ DEPENDE TU FE?

Si accedes a tu Yo Soy verdadero, a aquello que has venido a manifestar en esta vida, las dudas desaparecerán y lo que te quedará será la verdad de lo que eres, que se acabará manifestando.

> **TU FE NO DEPENDE de que todo lo que te suceda sea bueno,** sino de cómo respondes cuando la vida te pone en situaciones complicadas, tus recursos y persistencia mental para mantenerte firme ante tus objetivos.
>
> **TU FE DEPENDE** de la capacidad que tienes para conectarte con tu esencia, y **saber quién eres, SENTIR** qué has venido a hacer, y que tu misión se convierta en una necesidad.
>
> **De ti depende tu fe y el modo en el que la amplíes, más allá de tus propias dimensiones.**

Existen muchas personas que bendicen la comida y dan gracias a Dios por todo lo que tienen o por lo que van a comer. ¿Qué tal si en lugar de darle las gracias por tu alimento, tomas conciencia de que Dios está dentro de ti y le das las gracias por eso, por estar comiendo contigo?

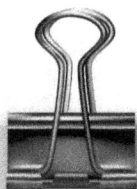

¿DE QUÉ MANERA TE MIENTE TU MENTE?

Mide tu fe, no por lo que te suceda, sino por tu capacidad de reacción ante lo que te sucede, sobre todo cuando la vida te confronta. Tener fe cuando todo va bien es mucho más fácil que hacerlo cuando no es así.

Con fe, ante las confrontaciones, podrás comportarte desde la mente neutral y discernir lo que quiere tu alma. Si te falta fe, tu mente trae hacia ti todos los contras de la situación, te pone en alerta y te hace preocuparte más por todos los inconvenientes porque crees que has de vivir protegiéndote. Recuerda que la mente negativa busca protegerte del dolor y, por eso, te ofrece los inconvenientes, pero si actúa en exceso, te provoca inmovilismo. Impide que tu mente positiva actúe y que te motive para actuar.

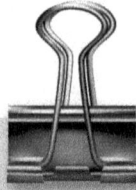

¿CÓMO ENTRENAR A TU MENTE?

Desarrolla tu intuición. Tu intuición es aquella voz interior que te susurra cosas con una certeza que no te hacen dudar.

Medita para que tu conciencia se manifieste. Cuando vivas conectado con tu verdadero ser, sentirás la fe que proviene de tu alma, de tu espíritu. Tu mente podrá relajarse, no necesitarás pensar tanto, porque es tu alma quien te dará las respuestas que necesitas, en el momento en que las necesites.

Ese poder y esa fe te pertenecen, por eso, en cuanto los reconoces, tu fe se fortalece. Dios está dentro de ti, Dios eres tú, tienes el mismo poder que a él le atanes, porque tú eres ese Dios en el que confías, tú tienes todo el poder de la creación que él tiene porque su esencia creadora forma parte de la más minúscula de tus células. Ese poder está contigo en todo momento, por eso Dios siempre está contigo. Cualquier manifestación de vida con la que te cruces es Dios, porque es esa capacidad creativa también y la estás viendo manifestada en su forma física. Dios existe en estados más sutiles, como por ejemplo, tu capacidad de amar porque esta capacidad es la sublimación de Dios y de esa creatividad.

Cuando te des cuenta de esto, verás a Dios manifestado en mil formas, cada día. Esta belleza forma parte de ti. ¡Recuérdalo!

[16] **EL KARMA**

Tipos, cómo se crea y cómo eliminarlo

"Cuando los karmas permanecen, tú también permaneces. El karma se tiene que convertir en Dharma. El Dharma sucede cuando se salda la cuenta, cuando tu disciplina y compromiso te hacen positivo y agraciado. Entonces sales de tu capullo y te conviertes en líder, elevas todo y dejas un legado. Esa habilidad de transformar lo negativo en positivo, de apoyar todas tus acciones con tus facetas y modales es el resultado de la meditación. Viene con la mente refinada."

-Yogi Bhajan-

Como ya leíste, en el apartado de *La mente*, **el ser humano se mueve por dos principios: el dolor y el placer.** Esto condiciona tu vida, porque tiendes a escoger aquello que te genera placer y a rechazar aquello que te genera dolor.

> **Cuando la mente reacciona a estímulos de placer o de dolor y tú te vuelves reactivo, te estás generando karma.**

Y puede que te preguntes,

¿QUÉ ES EL KARMA?

Hablar del Karma implica creer que existen otras vidas, que no todo se queda en esta. Es un tema complejo y sujeto a opiniones diferentes. La física cuántica ha demostrado que la energía no se destruye, se transforma una y otra vez. En base a esto, la energía que tenemos como seres humanos, cuando el cuerpo físico desaparece, lleva impresas en el Akash (elemento éter) aquello que en tu vida ha sido más significativo. Por eso, al reencarnarnos, esa energía vuelve, con otra forma, para continuar su aprendizaje. Eres libre de creer o no en el karma, pero recuerda: que haya algo que no puedas ver o tocar, no significa que no exista.

El karma es la causa de tu vida, cuando se termine, ya no habrá más vida. De toda causa, hay un efecto, y tú eres el efecto de un karma y, por eso, estás aquí.

Karma significa "acción o hecho", implica la ley de causa y efecto. Toda acción tiene una consecuencia, tiene una resonancia en el universo y genera una reacción. Tu mente tiene una ley natural y es la ley del karma, por ello, es tan fundamental que aprendas a seleccionar tus pensamientos y a tomar el control sobre ellos. **Cuando tus pensamientos y tus acciones se vuelven tan puras que dejan de generar karma, tu karma se empieza a gastar.** De lo contrario, como el karma es un proceso evolutivo, nos pasamos esta vida quemando karma de vidas anteriores, pero, al mismo tiempo, creando nuevo karma con las reacciones que tenemos.

¿QUÉ TIPOS DE KARMA HAY?

Los Vedas sostienen que hay tres tipos de karma:

- **Al karma que has acumulado en total en tus vidas pasadas y aún ha de ser resuelto**, lo llaman Sanchita.

- **La parte del karma acumulado que has de quemar en esta vida**, lo que llaman destino. Lo llaman Prarabdha.

- **Al karma que estás creando en esta vida**, lo llaman Kriyamana.

¿EL KARMA ESTÁ PREDETERMINADO?

Naces con un karma que ya había acumulado tu alma en tus vidas anteriores y que ejercerá un efecto en tu vida. No obstante, tu libre albedrío consiste en elegir no reaccionar ante lo que te suceda, escoger siempre la respuesta justa y correcta y, así, quemar ese karma.

Los Vedas explican "De acuerdo a como uno actúa, así uno se vuelve. Uno se vuelve virtuoso por acción virtuosa, malo por acción mala".

¿QUÉ HAS DE HACER PARA NO ACUMULAR KARMA?

DEJAR DE SER REACTIVO

Así de simple y así de difícil a la vez.

Cuando te pase algo, sea bueno o malo, ¡no reacciones!

Esto es lo que se te pide.

Controla tu mente, observa lo que te sucede, quédate en silencio, evalúa y tómate tu tiempo para poder responder de forma neutral.

Parece difícil, pero no es imposible, recuerda que reaccionar es un hábito que has adquirido. No reaccionar, también lo es. Cuanto más lo practiques, más formará parte de tu comportamiento.

Hay una pregunta que te puede ayudar a no reaccionar:

¿Qué falta en esta situación para ser perfecta?

¿Cuáles son las consecuencias de mi comportamiento?

¿Es el comportamiento correcto?

Si eres capaz de responderla, por un lado, ya estarás predisponiendo tu mente a una situación favorable porque estarás en la figura del observador y, por otro, es probable que, con la respuesta, encuentres la lección escondida. Para no generar karma, hay que vivir en el Dharma, que es vivir realizando la acción justa y correcta para la mayoría.

¿Quién decide lo que es justo y correcto?

TU CONCIENCIA (no tu mente limitada y ególatra).

Detrás de cada acto, tienes una oportunidad de aprendizaje porque hay una lección escondida.

¿EN QUÉ NIVELES DE ACCIÓN SE MANIFIESTA EL KARMA?

Podemos crear karma desde diferentes niveles. Karma es acción y reacción, secuencia y consecuencia. Por eso, lo que piensas, lo que dices y lo que haces tienen un impacto, más o menos sutil, en tu energía. Estos tres niveles **(mental, hablado y corporal) son los tres niveles de acción del karma.**

Todo lo que se manifiesta en el plano físico se ha manifestado primero en el plano mental. No hay nada que no digas que no se haya pasado primero por tu mente (con más o menos conciencia por tu parte). Sin embargo, puedes llegar a pensar y no decir o pensar y no hacer o, incluso, como muchos hacen, hacer o decir casi sin pensar. Recuerda que cuando la acción está en el nivel mental, también es una acción.

Para controlar tu karma has de empezar a ser consciente de estos tres niveles. Como te puedes imaginar, el nivel más difícil de controlar es el nivel mental.

¿Te imaginas que todo lo que piensas se hiciera realidad al momento? No siempre lo que pensamos lo llevamos a la acción. ¡Por suerte, muchas veces! ¿Te has sorprendido alguna vez teniendo malos pensamientos hacia algo o alguien? Si tu mente es reactiva, tus pensamientos crearán energía negativa y esto provocará un efecto nocivo, tanto para ti como para los demás.

Mientras sometas tu mente a tus sentidos y tus emociones sin control, vivirás en dualidad y esto te llevará al sufrimiento. Podrás pensar cosas que no te gusten y que incluso puedan llevarte al arrepentimiento.

Para controlar tus pensamientos, necesitas "tener fuerza de voluntad", esa fuerza de voluntad es la voluntad de tu alma, que es la que sabe lo que te conviene y lo

que no. Esa voz es la que te dice que no te comas ese pastel lleno de azúcar porque no es bueno para ti, pero, cuando es débil, es inferior a la voz de tu mente, con lo cual, te acabas comiendo el pastelito. Incluso puede llevarte después a arrepentirte de haberlo hecho, eso te genera apego a esa acción, remordimiento y, en consecuencia, más karma. Lo sé, parece difícil de controlar. Y no te voy a decir que lo es porque estamos sometidos a una educación que reacciona ante los estímulos.

En cualquier momento, puedes poner a prueba la teoría del karma. Todos tenemos un día en el que parece que todo nos sale mal, si ese día no cambias tu percepción y te desapegas de lo que te pasa, se irán aconteciendo más cosas desagradables, y hasta que no cambies tu chip mental y te decidas a ser más positivo, no cambiará tu vibración para que dejen de producirse.

Como apunte importante he de decirte que **el karma está sucediendo en todo momento**, tanto cuando estás despierto como cuando duermes. Por ello, es fundamental que seas cuidadoso con los estímulos con los que alimentas a tu mente durante el día (lo que ves, lo que oyes, lo que hablas, lo que tocas y te toca, aquello que comes y todas las emociones con las que te nutres), ya que son impresiones que quedan en tu mente y pueden condicionar tu sueño.

¿EXISTEN EL BUEN KARMA Y EL MAL KARMA?

El buen karma y el mal karma no existen, lo que existe son actos con consecuencias y esas consecuencias son las que tendremos que asumir.

Mi profesor de Ayurveda, el Doctor Sudhakar *R.* Powar nos explicó una anécdota sobre el karma que me gustaría compartir contigo. **Cuando realizas una acción te encadenas a los resultados.** Así, si vas por la calle y una persona te pide limosna, si le das limosna y esa persona se lo gasta en droga, por ejemplo, las consecuencias de sus acciones, si son negativas, también te salpicarán a ti. Es probable que pienses, ¿pero si estoy realizando una buena acción? En el momento en que la realizas, estás vinculándote con las consecuencias de ella. Si la persona que te ha pedido dinero generara una buena acción con él, los efectos positivos también irían hacia ti.

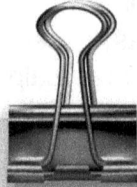

¿DE QUÉ MANERA TE MIENTE TU MENTE?

La mente lleva impresa huellas energéticas, que se llaman en sánscrito "Samskaras", aprendizajes automatizados que te dan justamente eso, una respuesta automática que te hace reaccionar sin cuestionarte y que sigue generando karma. Es conveniente que identifiques estas respuestas automatizadas que tienes para que puedas dejar de repetirlas y de generarte karma.

El aprendizaje conlleva lecciones y, en la vida, las lecciones vienen, muchas veces, disfrazadas de algo negativo. Nos pasa algo negativo y ¡Zas!, de repente, "despertamos" y nos damos cuenta de lo que teníamos que aprender. Por eso es básico que mires lo que te sucede con perspectiva, que no te apegues, porque si te apegas, si te sientes víctima, podrías percibir la realidad de forma distorsionada. Y ya lo sabes, cuando tu percepción está distorsionada, tu mente te miente.

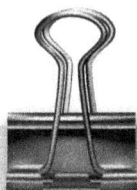

¿CÓMO ENTRENAR A TU MENTE?

Observa tus reacciones ante las cosas, cuestiónalas y experimenta reaccionando de manera diferente. A ver cómo te sientes, qué consecuencias se generan de ello y cómo evolucionas.

Entre la acción y la reacción, hay una secuencia de hechos. Es decir, desde lo primero que sucedió que te hizo tener una reacción, hasta los efectos, has hecho cosas. Identifica esa secuencia. Este es el secreto para dejar de reaccionar y poder sanar las cosas desde el origen para que no generen más karma.

Para tomar el control de tu mente necesitas comprometerte con ella, necesitas que tu alma, tu ser, se comprometa en ser consciente cada día, a cada minuto, de que está viviendo una experiencia y que todo lo que crees crea.

Esto te va a dar mucha libertad, descubrirás que tu capacidad de actuación es ilimitada y que, por lo tanto, puedes dejar de reaccionar bajo patrones antiguos e ir evolucionando e incorporando nuevas maneras de responder ante la vida.

Todo ello te va a hacer ser mejor persona cada día y más consciente de tus actos.

"Con la maduración del fruto de sus acciones, él no consigue ningún descanso, como un gusano atrapado dentro de un torbellino. El deseo por la liberación surge en los seres humanos al final de muchos nacimientos, con la maduración de su conducta virtuosa pasada."

Shukla Yajur Veda, Paingala Upanishad 2.11. UPR, 913

[17] LA MUERTE

El miedo profundo instalado en tu mente.

"Así como una jornada bien empleada produce un dulce sueño, así una vida bien usada causa una dulce muerte".

-Leonardo da Vinci-

NADA ESCAPA A LA MUERTE

Absolutamente nada.

Sin embargo, la cultura occidental en general parece carecer de la aceptación de la muerte como parte natural del proceso vital. **La vida y la muerte son parte del mismo ciclo.** Algunas culturas sostienen que la vida proviene del infinito, durante este proceso creativo nos expresamos y, finalmente, dejamos el cuerpo físico, mientras que el alma no muere, solo se transforma y renace con otra forma física.

Si fuésemos conscientes de la muerte como parte del proceso de la vida, si la aceptáramos de forma tranquila y sosegada, con conciencia y presencia plena...

¿Qué sucedería?

Que viviríamos sabiendo que cada día gastamos un día de nuestra vida y que, al final, se acabará, tendríamos conciencia de que cada momento es algo irrepetible, algo que nunca va a volver, cada momento es una oportunidad de felicidad sagrada.

CADA MOMENTO ES UNA OPORTUNIDAD DE FELICIDAD SAGRADA

Toma nota y aprovecha cada instante que la vida te da, viviéndolo desde el espíritu, desde tu alma. Si aceptas la muerte, aceptas la realidad de la vida con madurez. Y cuando lo hagas, completamente, podrás percibir con una intensidad diferente cada momento de tu vida, te sentirás plenamente viv@ y disfrutarás de todo lo que tienes, de muchas cosas que ahora pueden pasarte desapercibidas.

Nada es eterno, nada permanece, todo pasa por ti y tú pasas por todo.

Con las personas te unes a través de vínculos que no puedes ver, pero existen. Sientes vínculos de amor, de amistad, de compañerismo, son vínculos positivos. Pero, también, podemos encadenarnos a las personas a través de vínculos negativos con sentimientos de odio, rencor, pena, miedo, dolor, rabia, etc.

¿En qué plano existe todo eso? ¿Te lo has planteado alguna vez?

¿Sigue existiendo cuando muere tu cuerpo físico?

¿Y si no desaparecieran?

Te invito a reflexionarlo.

LA IDEA DE LA MUERTE

La vida, continuamente, nos está planteando pruebas porque el objetivo es crecer, aprender a ser nosotros mismos y ser felices. Si bien es cierto que para algunas personas el camino parece más sencillo que para otras, lo fundamental es que aprendas a vivir con la actitud adecuada y que cada problema que se te plantee lo veas como una oportunidad.

De lo contrario, la vida sería un sufrimiento constante, una lucha que acabaría por agotarte, psicológica y físicamente. En estos casos, la idea de la muerte puede parecer un alivio. Cuando la idea de la muerte como descanso pasa por nuestra cabeza, es cuando nos resistimos a aprender las lecciones que hemos de aprender y cuando nuestro interior no es capaz de soportar la presión del exterior.

Recuerda que *Tu mente te miente* y que, como la mente lo que quiere es aquello que le dé placer a fin de evitar el dolor, puede que disfrace la muerte como una buena idea para evitar el dolor. Pero, tal vez, lo que te suceda es que te falten herramientas para enfrentarte a la cotidianidad con una actitud positiva para sentirte capaz de lidiar con todo lo que suceda. Es bueno, en estos casos, tomar perspectiva y pensar en la situación como si ya hubiera pasado un tiempo, porque lo que hoy te parece una enorme tormenta, dentro de diez años, puede parecerte una llovizna. Es una maravilla cuando observamos la vida desde una línea de tiempo psicológico, para obtener perspectiva, porque aquello que hoy te asusta, cuando lo enfrentas, deja de darte miedo. **Lo que hoy no te deja dormir, cuando pase un tiempo, tal vez lo hayas olvidado.**

Aquello a lo que te resistes, persiste

Así es que hay que estar atento a la idea de la muerte en nuestra cabeza. Si en algún momento te aparece, obsérvala y, si lo deseas, puedes hacerte esta pregunta:

¿Qué me resisto a aprender que la idea de la muerte me parece más fácil que la lección?

Cuestiónate, cuestiónalo todo, no des por hecho que tienes la verdad absoluta. Cuando te permites abrir tu horizonte e ir más allá, descubrirás nuevas ideas y puntos de vista que te acabarán enriqueciendo y fortaleciendo.

Permite que las nuevas ideas entren en ti, que regeneren tus conceptos y descarta la idea de la muerte como huida ante el aprendizaje. No te resistas.

¡Cuando la lección se aprende, la vida nos regala sorpresas favorables!

¿QUÉ TE ENSEÑA LA MUERTE?

Las personas somos mente, cuerpo y espíritu. **La muerte te muestra que el cuerpo, la materia más densa del ser humano, no es eterna,** se acaba dañando, como toda la materia, y acaba desapareciendo. **Pero** el alma o espíritu, que no hemos visto en vida, pero sí que hemos sentido, que se manifiesta en una forma más sutil, continúa. Es decir, que **la experiencia de tu espíritu continúa**.

Con la muerte pasamos de una experiencia limitada a una experiencia infinita.

LA MUERTE ES LA MANERA QUE TIENE LA VIDA

DE IGUALARNOS A TODOS

La vida nos va recordando esta lección a través de las muertes que se producen, diariamente, a nuestro alrededor. Lo hace de forma continua, con el objetivo de que tomemos conciencia y recordemos que **la vida es un instante y que lo que marcará la diferencia, al final del camino, es la intensidad y la presencia con la que la hayas vivido.**

Esta es la gran lección de la vida, todos somos uno y todos somos iguales. Todos nos vamos a morir independientemente de la clase social, la raza o el nivel económico.

Toma conciencia de que lo que le haces al otro te lo estás haciendo a ti mism@, que todos somos almas viviendo una experiencia humana y estamos aprendiendo. **Es necesario que veas el error ajeno como lección también para ti y que tomes conciencia del aprendizaje para que puedas perdonar.** Todo ello es vital para que no te aísles, porque compartir con los demás es fundamental para ser feliz. Sentirte parte del todo es vital para sentir seguridad en esta vida.

EL MIEDO A LA MUERTE

El amor y el miedo son dos emociones muy fuertes, vitales, que te mueven en muchas de las decisiones que tomas a diario. Muchas de las cosas que compras llevan detrás el miedo, esto lo conocen muy bien los expertos en neuromarketing. Por eso desarrollan sus textos y publicidad para tocar esta parte de ti. El miedo a la muerte es uno de ellos.

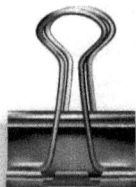

¿DE QUÉ MANERA TE MIENTE TU MENTE?

Cuando la idea de la muerte está muy presente en tu vida, es probable que te cree cierta desazón e incertidumbre. Todo esto puede provocar que no vivas del todo feliz y que tu mente se condicione con miedos innecesarios.

Desde que naces, estás muriendo. Esta es la verdad, pero en lugar de enfocarte en algo que aún no ha sucedido, es más conveniente que lo hagas en lo único que, realmente, tienes, el instante del presente. Esto te ayudará a sentir el flujo de la vida. Hoy estás vivo, y eso es lo que, de verdad, importa.

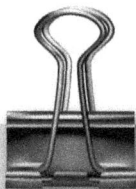

¿CÓMO ENTRENAR A TU MENTE?

Llegas a esta vida con una inhalación y te vas con una exhalación. Esto te da una idea del papel tan fundamental que tiene la respiración. Dicen en yoga que nacemos con un número de respiraciones limitado, que cuando agotamos ese número de respiraciones es cuando dejamos esta vida. Existen personas que tienen tal control de su respiración que cuando sienten que han terminado todo lo que tenían que hacer aquí, a través de la respiración deciden, de forma voluntaria, dejar el cuerpo físico.

La respiración es la clave de todo, puede hacerte sentir relajación y paz, o angustia y miedo. La ansiedad por el miedo lleva asociada una respiración agitada, entrecortada y esta respiración provocará una química en tu organismo que no te hará sentir bien. Cuando sientas miedo, respira lo más lento y profundo que puedas, empieza a entrenar esto ahora, por si llega un día en que necesites utilizarlo.

Cuando la controlas, eres capaz de controlar tu estado mental, de calmar tu mente y ver con claridad lo que eres y lo que quieres. Ese es el objetivo de cada uno en esta vida, ser feliz llevando a cabo la misión de su vida.

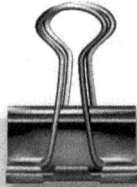

Pasar por esta vida tiene una función para cada uno, la tuya es descubrirla. Cuando hayas descubierto esa misión, si consigues cumplirla, tu alma, en lugar de sentir miedo, sentirá una gran paz cuando tenga que dejar este plano.

Puedes escoger entre vivir con el miedo a la muerte o convertir esa energía en un motor de búsqueda, que encuentre tu papel en esta vida para que puedas ejercerlo, con toda tu pasión y energía. Y así dejar este mundo, con el orgullo y la tranquilidad de haber vivido lo que tenías que vivir.

[18] LOS NÚMEROS
Guían tu vida, ¿lo sabías?

"Las matemáticas es el orden con el que Dios ha creado el mundo."

-Galileo Galilei-

Puede sonarte algo esotérico este capítulo, hemos de remontarnos a tiempos antiguos para comprenderlo. **La Numerología es una Pseudociencia que nació con Pitágoras.**

Pitágoras sostenía que las palabras tienen un sonido que vibra en consonancia con la frecuencia de los números como una faceta más de la armonía del universo y las leyes de la naturaleza.

La numerología afirma que existen números con características particulares y que existe una relación entre los números, las personas y las fuerzas energéticas de la naturaleza, que cada número tiene una vibración determinada que puede ejercer una influencia en nosotros.

Esto se traduce en que los números de tu fecha de nacimiento, los números en los que se puede traducir tu nombre, el piso en el que vives, tu carné de identidad, la matrícula de tu coche, etc., son números que no están por casualidad. Vives rodeado de números que, si aprendes a descifrar, pueden ayudarte como medio de autoconocimiento. Se puede estudiar prácticamente todo en numerología, desde el nombre, los apellidos, la relación con la madre o el padre, tu relación con el dinero, el nivel de autoestima y miedos, la capacidad de liderazgo, etc. Hay numerologías que trabajan asignando un valor a cada letra y, de este modo, pueden estudiar tu nombre completo y, a partir de ahí, establecer una tabla en la que pueden interpretar muchos conceptos sobre ti. Otras, como la numerología kármica, utilizan la fecha de nacimiento para determinar cuál es tu misión o destino, tu regalo divino, el karma que has de cumplir, etc.

Con los años se fueron descubriendo muchas cosas que, *a priori,* se creía que eran falsas porque no se habían podido demostrar. Yo prefiero siempre darle una oportunidad a las cosas y experimentar por mí misma.

Cuando realicé un curso anual sobre numerología con mi profesora Rosa María Hernández, gran experta en este tema, descubrí que había números que, continuamente, se me repetían, el número del carné de identidad llevaba los mismos números que la matrícula de mi coche y el piso en el que vivía y, antes, no me había percatado. Cada número me daba una información. Mi personalidad se corresponde con el número siete. (Esto se averigua sumando todos los dígitos de tu fecha de nacimiento y reduciéndolos a una cifra). El siete se relaciona con personas mentales, que tienen inquietudes por el desarrollo espiritual. Saberlo me ayudó a comprender el porqué de mi trabajo en la biblioteca, mi inquietud por escribir, por transmitir y por trascender la mente.

Nada es casual, todo está conectado y tiene una funcionalidad. Por internet encontrarás información sobre los números, aunque lo ideal es que el estudio numerológico te lo haga un experto.

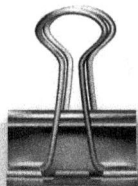

¿DE QUÉ MANERA TE MIENTE TU MENTE?

Hay números que te orientan sobre lo que has venido a trabajar en esta vida, otros te dan información sobre el regalo divino que te ha sido otorgado, hasta la posición de hermano que tienes es un número que ejerce una influencia en ti. Hay números que son más mentales, otros más emocionales, otros tienen más relación con la materia y el dinero, etc.

En la Numerología Tántrica, hay números que tienen que ver con la mente positiva, la mente negativa y la mente neutral. Descubrirlo puede darte información de tus tendencias mentales y ayudarte a contrarrestarlas. Por ejemplo, a las personas que han nacido en el mes de Febrero, como tiene relación con el número 2 y este número representa a la mente negativa, se les propone trabajar esta mente mediante ejercicios y meditaciones.

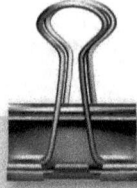

¿CÓMO ENTRENAR A TU MENTE?

Saber si numerológicamente eres un 1, un 2, un 7, etc., puede darte información sobre ti mism@. Esto te ayudará a conocerte mejor y a poder trabajar, a través de los números, aquellos puntos débiles. Para esto, es fundamental un experto te haga una carta numerológica y te la explique con detalle.

Kundalini yoga ofrece kriyas y meditaciones concretas para trabajar cada número. Las encontrarás por internet o preguntando a un profesor de kundalini yoga formado en Numerología Tántrica.

[19] EL TIEMPO
¿Objetivo o subjetivo?

Tomas infinitas decisiones en tu vida cotidiana que están basadas en el concepto tiempo sin, muchas veces, ser consciente de ello. Por ejemplo, compras la verdura o la fruta en función de su madurez y, si no está lo suficientemente madura, sabes que has de esperar un tiempo para podértela comer. Todo, absolutamente todo, está sometido a este proceso de nacimiento, desarrollo y muerte.

¿Te has planteado alguna vez qué es el tiempo?

DOS CONCEPTOS DE TIEMPO

Existen dos conceptos de tiempo diferentes:

El tiempo como dimensión y el tiempo como referencia.

El tiempo, como referencia, es una unidad subjetiva, un invento nuestro para organizarnos, por eso, en unos países es una hora y en otros, otra. Pero, el tiempo como tal, como dimensión, no varía, el tiempo se mantiene y se ha mantenido siempre. El tiempo es una variable inmutable, permanente y que existe y existirá porque, gracias a ella, se da lugar a la existencia. El tiempo es omnipresente. Absolutamente, todo necesita tiempo para medirse, es decir, no podemos medir la velocidad sin el tiempo, no podemos medir la distancia sin el tiempo, por mucho que sepamos los quilómetros que hay entre dos puntos, necesitamos tiempo para poder medirlos.

¿CÓMO SE MIDE EL TIEMPO?

El tiempo se ha medido en base a las estaciones del año, las fases lunares, la periodicidad del día y de la noche, observando los cambios en las constelaciones, contando los pestañeos y un sinfín de maneras con las que necesitamos establecer un sistema métrico que nos permita, de forma subjetiva, organizar nuestra vida.

Para medir el tiempo, necesitamos un punto de origen.

Para medir el tiempo, se necesita una referencia desde la que decidir cómo contamos hacia delante y hacia atrás. Así, hemos desarrollado los conceptos psicológicos de presente, pasado y futuro.

En cuanto ese punto de referencia para contar el tiempo varíe, también variará la noción del tiempo y la sensación del tiempo psicológico. Así, para una persona que nazca en el año 2050, el año 2051 será futuro, pero si nace en el año 2052, el año 2051 será pasado.

¡Tú eres el punto de referencia sobre el que se mide tu tiempo!

Un año en la Tierra son 365 días que es lo que tarda la Tierra en dar una vuelta alrededor del Sol, pero existen planetas en los que los días no son de 24 horas, por lo que la medida de un año es diferente. De nuevo, si cambiamos el punto de referencia, el concepto de tiempo cambia. Pero esta medida del tiempo toma como referencia al Sol y, como sabes, el Sol es una estrella, sometida, como todo, al proceso de nacimiento, expansión y muerte, es decir, algún día el sol dejará de existir, del mismo modo que algún día no existió, ese día, que no lo tendremos como punto de referencia, ¿cómo se mediría el tiempo?

¿Dejaría de existir el tiempo si dejara de existir el Sol? No. Simplemente, para medirlo, tendríamos que escoger otro punto de referencia. Es decir que, de nuevo, si cambiamos el punto de referencia, nuestro concepto del tiempo también variaría.

El tiempo es un arreglo a conveniencia.

Hazte consciente de que el tiempo, como lo entendemos cotidianamente, es un arreglo a conveniencia, un acuerdo al que hemos llegado para manejarnos con cierta sincronía en nuestras actividades cotidianas y que necesita basarse en un punto concreto de origen. Pero este punto concreto que sirve como referencia, es algo que puede variar o dejar de existir, esto significa que esta invención métrica es subjetiva y puede estar sujeta a cambios. Por eso, en algunos países estamos en el 2017 porque tomamos como referencia a Jesucristo y en otros, no.

¿PARA QUÉ TE SIRVE SABER ESTO?

El tiempo es eterno y no se puede localizar en ningún sitio. Pero, subjetivamente, si cuentas desde hoy, ayer fue pasado para ti y mañana será futuro.

Esto te sirve:

- Para no seguir dejando que el pasado te condicione mentalmente, a través de las malas experiencias o los malos recuerdos vividos. **En tu mente no hay tiempo.**

- Para que el futuro y los pensamientos de ansiedad, que te crean la **incertidumbre y el miedo, no condicionen tu presente.**

¿EN QUÉ PUEDE CAMBIAR TU VIDA?

Tú pasas por esta variable como una partícula que vibra y que, en cualquier momento y lugar, puede cambiar su vibración y, por la ley de causa-efecto, tener cambios. Tu mente se ha de hacer consciente de esto, tanto el pasado como el futuro son inventos psicológicos que hemos desarrollado como humanos, pero la verdad es que vives en un eterno presente y estás donde está tu conciencia.

SIEMPRE ES HOY

Conocer que siempre es hoy y hoy es siempre te da un poder infinito para crear, ya que, como unidad que forma parte de este sistema universal, compartes la misma característica que unifica la creación: nacimiento, expansión y muerte. El **tiempo de tu vida forma parte de un todo, que tiene las mismas leyes, escoge el hoy como referencia para vivir presente, esto relajará tu mente. Ante la gran magnitud del tiempo, te das cuenta de que las cosas tienen la importancia que tú les quieres dar y que, seguramente, nada es tan grave como muchas veces creías.** Por eso, cuando miras hacia atrás, te haces consciente de que aquello que, bajo tu nivel de conciencia y valores, en aquella situación era importante, hoy puede serlo menos.

Si vives tu vida bajo la premisa de que siempre es hoy, relativizarás lo que te sucede y esperarás a que la vida te exprese el para qué de cada situación.

Recuerda que tú tienes la capacidad de crear pensamientos, emociones, sentimientos, hábitos, costumbres y, con ellos, tus días, tus semanas, tus meses y la vida que dejarás aquí, como una huella eterna.

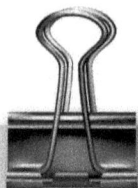

¿DE QUÉ MANERA TE MIENTE TU MENTE?

Las personas con Dosha predominante Vata tienden a vivir en el futuro y por eso sufren de ansiedad con más frecuencia que el resto. Las personas con Dosha Kapha, como tienen más apego, tienden a vivir en el pasado y pueden sufrir de depresiones. Pitta normalmente vive para conseguir objetivos y esto puede hacer que se olvide de disfrutar el presente.

Esta es la manera en que pasado y futuro pueden condicionarte en función de los Doshas que predominen en ti. Y ello hará que tu mente no pueda ver con discernimiento y te mienta, a menos que te dediques a observar tus tendencias y le pongas remedio.

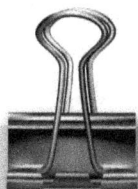

¿CÓMO ENTRENAR A TU MENTE?

Pregúntate a ti mismo:

¿Cómo me relaciono con el tiempo?

¿Tengo apego al pasado?

¿Me da miedo el futuro?

Hazte estas preguntas y descubrirás los condicionantes mentales que te impiden actuar, con la neutralidad que te da un estado de presencia plena, de aceptación plena del momento, de las condiciones, de tus cualidades, de la vibración que tienes para poder realizar aquello que deseas o favorecer los cambios que quieres ver manifestados en tu vida. Al hacerlo tomarás conciencia de la manera en que te miente tu mente.

Tú eres la referencia para el pasado y el futuro y esa referencia está condicionada por tu conciencia de presente.

¡Absolutamente siempre es hoy y hoy puede ser un gran día si te enfocas en lo positivo de tu vida!

Y si eres consciente de esto ¡podrás darte cuenta de todos los milagros y de la magia que rodean tu vida con solo despertar!

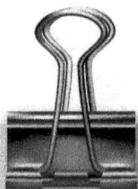

¿Temes lo que puede traerte el mañana?

No te adhieras a nada,

no interrogues a los libros ni a tu prójimo.

Ten confianza; de otro modo,

el infortunio no dejará de justificar tus aprehensiones.

No te preocupes por el ayer:

ha pasado...

No te angusties por el mañana:

aún no llega...

Vive, pues, sin nostalgia ni esperanza:

tu única posesión es el instante.

—Omar Khayyam—

[20] LAS LEYES DEL UNIVERSO

Pon a la ley de tu parte

En el Universo hay unas leyes, puedes creer en ellas o no, pero existen y están registradas desde hace miles de años.

Hermes Trimegisto fue un filósofo egipcio que vivió dos mil años antes de Cristo y que descubrió los siete principios o leyes que rigen el universo. Más tarde, en torno al siglo XIX, un grupo anónimo que se autodenominaba *Los tres iniciados* las compiló en un documento llamado *"Kybalión"*.

Esta información se mantuvo muchos años en secreto, de ahí el término "hermetismo", porque, antiguamente, la manera de conservar el poder era que las personas no tuvieran acceso a toda esa información. Algo similar sucedió con el Ayurveda y con las enseñanzas de Kundalini yoga, que se reservaron, durante muchos años, a personas privilegiadas. Actualmente, vivimos en la era de la información y la gran ventaja es que la información se hace accesible para muchísimas más personas.

Como ya sabes, el Ayurveda sostiene que el ser humano es un microcosmos, manifestación del macrocosmos y, por lo tanto, queda regido por las mismas leyes que el Universo. Veamos cuáles son:

LEY DE MENTALISMO

Todo es Mente, el universo es mental.

Comprender esto implica comprender el enorme poder que tiene tu mente debido a su capacidad innata: **la capacidad creativa**. Esta capacidad te ha sido otorgada como parte de este universo vital, por lo tanto, todo lo que seas capaz de imaginar en tu mente, puedes crearlo en tu vida.

LEY DE CORRESPONDENCIA

Como es arriba es abajo, como es abajo es arriba.

La ley de la correspondencia es una de las bases de la filosofía del Ayurveda que comprende al ser humano como un reflejo del Universo. Se divide también en tres grandes planes, físico, mental y espiritual. Del mismo modo que el Ayurveda comprende al ser humano como una manifestación en estos tres niveles, que está interrelacionada. Estos planos van desde lo más sutil hasta lo más grosero. Se dice como es arriba es abajo y viceversa, porque al estar relacionados, lo que sucede en uno, afectará a los otros dos niveles.

LEY DE VIBRACIÓN

Nada está inmóvil. Todo se mueve. Todo vibra.

La gran verdad es que todo está en continuo movimiento. Es como si todo estuviera flotando en un inmenso éter y vibrando en él. La física cuántica sostiene que la materia es un conjunto de partículas subatómicas que están en constante vibración en un gran espacio vacío, porque nada reposa, absolutamente, en el Universo.

Por eso, está sometido a los cambios constantes. El ser humano quiere tener estabilidad en un mundo cambiante y la estabilidad la da, justamente, saber esta verdad, que todo cambia y que dispones de recursos suficientes para resolver cualquier cosa que se produzca en tu vida.

LEY DE POLARIDAD

Todo es doble; todo tiene dos polos; todo tiene su par de opuestos.

Esta ley rige el aprendizaje porque aprendes en base a los contrastes y, en el fondo, por mucho parezcan opuestos, forman parte de lo mismo. El amor y el odio son parte de lo mismo, la diferencia es que uno está en un extremo de una línea, lleno de amor y el otro, en el otro extremo, carente de amor. Por eso, en nosotros, existe la capacidad de amar y de odiar también, pero, en realidad, los opuestos no son más que dos caras de una misma moneda.

LEY DE RITMO

Todo fluye y refluye; todo tiene sus periodos de avance y retroceso; todo asciende y desciende.

En la naturaleza, todo se manifiesta en un movimiento de ida y vuelta, como un péndulo, todo asciende y desciende con un ritmo de compensación. De la misma manera que las mareas suben a unas horas y a otras bajan. Todo tiene un movimiento de ida y de vuelta con el que se compensa. Así, por ejemplo, la primavera compensa al invierno, y al verano el otoño, el día a la noche. Incluso el pulso del ser humano sigue la ley del ritmo. Siempre existe una acción y una reacción, un avance y un retroceso o, como algunos dicen, todo lo que sube, baja.

LEY DE CAUSA-EFECTO

Toda causa tiene su efecto. Todo efecto tiene su causa; todo sucede de acuerdo con la Ley; la suerte no es más que el nombre que se le da a una ley no reconocida.

Por cada acción que realizas hay una reacción que te va a traer una consecuencia. ¡Sí, sí, cada acción! Toma conciencia de esto, porque por pequeña que sea tiene un efecto, puede ser en tu cuerpo, en tu mente o en tu entorno.

Enfadarte, por ejemplo, provoca una serie de cambios químicos en tu organismo de los que te costará horas deshacerte. Esto lo explica muy bien el Doctor Mario Alonso Puig. Se necesitan muchas horas para reponerse del efecto de unos minutos de enfado.

LEY DE GENERACIÓN O GÉNERO

La palabra "género" significa generar, crear, concebir, producir y va más allá del plano físico. **Todo tiene un principio femenino y otro masculino, está presente en ti, y en cada una de tus células, absolutamente en todas, hasta en las más mínimas. Y este es justamente el principio de la creación.** El hombre pone la semilla y la mujer la germina. El Ayurveda sostiene que, para que pueda producirse la manifestación, el principio de la esencia que está representado por lo masculino ha de entrar en correlación con el principio de la sustancia, que está representado por lo femenino. Del mismo modo, la mujer contiene, en sí misma, el principio de la sustancia, que ha de ser activado por la semilla masculina. **Y de la interrelación de estos dos principios se generan los cinco elementos y empieza toda la creación:**

- **El éter** manifiesta **la idea del espacio.**

- **El aire** manifiesta **la idea del tiempo.**

- **El fuego** manifiesta **la idea de la de la luz.**

- **El agua** manifiesta **la idea de la de la vida.**

- **La tierra** manifiesta **la idea de la forma.**

Así pues, el principio femenino y el masculino son la causa y el efecto del espíritu y de la materia y son parte de las Leyes de Hermes.

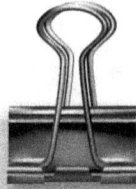

¿DE QUÉ MANERA TE MIENTE TU MENTE?

Hay una base en estas leyes que consiste en dominar las fuerzas de la mente para poder transmutar las vibraciones mentales.

Ya sabes que tu mente funciona por una dualidad, que aprende por contrastes, que los pensamientos son energía manifestada y están resonando en una parte del universo; que en el Universo todo es mental y está sometido al cambio porque está en continua vibración y que, absolutamente todo, tiene un ritmo de nacimiento, desarrollo y destrucción.

Observa cómo influyen en ti estas leyes, en tu vida cotidiana. Desarrolla la paciencia, la comprensión, la empatía en tus propios procesos personales y, también, en los de los demás. Porque lo que piensas tiene un efecto y resuena en todo el universo.

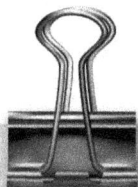

¿CÓMO ENTRENAR A TU MENTE?

Estas leyes no son negociables, existen las conozcas o no. Te hacen vivir bajo una serie de ciclos o etapas, que son las mismas para los procesos mentales. Todo nace, crece y muere, del mismo modo tus ideas, tus comportamientos, tus companías, tus familiares, tu trabajo y tú mismo. Vivir a la par con tu edad, tu ciclo, tu constitución, la estación del año, las leyes del universo y con tu ritmo vital es esencial para que te equilibres con la naturaleza y con sus leyes, para que lo hagas con gracia, salud y paz mental.

Coordinarte con estas leyes es coordinarte con los principios de la naturaleza, hacerte uno con ella. Vivir con esta sincronía te aportará control mental, satisfacción y el estado de conocimiento para desarrollarte, interior y exteriormente.

Más allá de tus sentidos, de tu cuerpo físico, hay un alma a la que debes satisfacer, que se manifestará en cuanto vayas hacia dentro y escuches tu propio silencio. Cuando lo hagas, sentirás dignidad y la satisfacción que da una vida bien vivida. Hacer esto es fundamental para que la vida no pase por ti, sino que tú pases por ella, dejes tu huella eterna y te fundas de nuevo con ella.

[21] LOS CAMPOS ELECTROMAGNÉTICOS

El valor de lo sutil

Existen y hoy en día, se pueden medir. Una corriente eléctrica genera un campo electromagnético. **Hay campos electromagnéticos por todas partes y son invisibles al ojo humano.** Tomar conciencia de los campos electromagnéticos es fundamental si quieres mantener una higiene energética.

CAMPOS MAGNÉTICOS NATURALES

Por el efecto de una tormenta, se pueden acumular cargas eléctricas y generar un campo magnético. La Tierra tiene un campo magnético Norte-Sur que se utiliza para la orientación, estas corrientes que salen por los polos norte y sur se unen en el espacio y generan un espacio de protección. Todo, absolutamente, todo tiene un campo magnético a su alrededor. Personas, animales, plantas, el sol, la luna, los planetas, etc.

CAMPOS MAGNÉTICOS CREADOS POR EL SER HUMANO

La Radiología, las antenas de móviles, de radio, de televisión, el microondas, los radares. Cualquier toma de corriente lleva asociados campos electromagnéticos de baja frecuencia. **Utilizamos los campos eléctricos y los campos magnéticos para transmitir información.**

De nuevo, nos encontramos ante la similitud de macrocosmos y de microcosmos. **Nuestro cuerpo tiene también dos sistemas de transmisión de información.**

- **Sistema eléctrico**, se produce en el cerebro, por impulsos eléctricos.

- **Sistema químico**, se produce a través de tu sistema glandular y de las sustancias que se distribuyen por los canales a todo tu organismo.

En tu organismo, se producen también minúsculas corrientes eléctricas provocadas por las reacciones químicas de las funciones del cuerpo (desde la digestión hasta las actividades cerebrales) incluso en ausencia de campos eléctricos externos. Los nervios emiten señales a través de la transmisión de impulsos eléctricos. Incluso el corazón presenta actividad eléctrica que los médicos detectan a través de los electrocardiogramas.

Por lo tanto, **los campos eléctricos influyen en nuestro organismo, como pueden influir en cualquier otro material formado por partículas cargadas.**

La exposición a campos electromagnéticos fuertes está demostrado que puede influirnos, por eso ya está regulada por ley. Lo que se cuestiona es cómo puede afectarnos la exposición a largo plazo a campos electromagnéticos no tan elevados. Es obvio que la permeabilidad de cada ser humano es única y que lo que a uno puede afectarle en gran manera a otros puede hacerlo menos y, probablemente, esto se deba a la constitución individual de Doshas de cada persona.

No está de más que tomes conciencia de que **tú, también, tienes un campo electromagnético que afecta a lo que te rodea y que se ve afectado por lo que le rodea.**
Ana María Oliva, Ingeniera industrial y doctora en Biomedicina por la Universidad de Barcelona (España), sostiene lo siguiente: *"Cada pensamiento cambia tu biocampo electromagnético"*. El biocampo electromagnético se genera a través de los intercambios eléctricos de nuestros átomos y células y se puede ver mediante un dispositivo que han creado. Lo que en la India se conoce como aura y que los yoguis muy entrenados pueden ver, ya podemos verlo, también, a través de la maquinaria.

Ella demuestra que somos Holo gramáticos, igual que el universo, lo que significa que cada parte de ti contiene el todo. Esta es la base del Ayurveda, que tiene más de cinco mil años. Es extraordinario que ya se empiece a demostrar toda esta información. No obstante, recuerda que las cosas no las conocemos por teoría, sino por los efectos que producen La Doctora Oliva afirma que hay muchas cosas cotidianas que interfieren en nuestro aura, como por ejemplo: la señal de una llamada de teléfono, un comentario agradable, escuchar una canción, ver un color, lo que comes, lo que piensas, etc. Sostiene incluso que tener en la mano un vaso de licor, merma el aura y, si te lo bebes, más aún.

Dice que lo que piensas afecta a tu biología, por eso, es tan fundamental que aprendas a controlar tu mente.

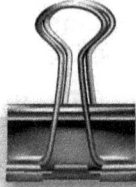

¿DE QUÉ MANERA TE MIENTE TU MENTE?

Una afectación grave a campos electromagnéticos influir en un mal descanso, las consecuencias de ello ya las viste en el apartado del sueno. Esto puede alterar tus Doshas y afectar tu sistema nervioso. A su vez, influenciará tu capacidad de respuesta pudiendo distorsionar tu percepción y mermar tu discernimiento.

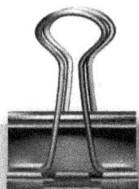

¿CÓMO ENTRENAR A TU MENTE?

Observa si tu descanso es óptimo, si te levantas con dolores de cabeza, etc., si pudieras estar rodeado de algún campo electromagnético, tanto en casa como en el trabajo por si ello te estuviera condicionando, a niveles sutiles, de los que no seas consciente. Puedes contrarrestarlos cambiando la ubicación de ciertos objetos, con plantas, piedras, etc. Puede ayudarte mucho profundizar en el Feng Shui para esto.

Recuerda que los campos bioelectromagnéticos de las personas también te afectan y tú también puedes afectarlos. Detecta si hay personas a tu alrededor con energía negativa y toma medidas.

Las tomas de tierra son aislantes y como funciona en la naturaleza también funciona para el individuo. La naturaleza nos protege, nos limpia, nos descarga y nos purifica. Por ello, es altamente beneficioso que disfrutes de ella, que pasees por ella, que toques la tierra, los árboles, las plantas. Su contacto siempre te cuidará, protegerá y beneficiará, tanto física como mental y energéticamente. Tener contacto diario con la naturaleza, en silencio, te conectará con tu yo superior y te hará ver tu esencia.

Sé impecable con tu comportamiento, tanto hacia ti mismo como hacia los demás, quiérete mucho para que tu campo se mantenga fuerte y estable, y exprésate desde el amor. Todo ello fortalecerá tu aura y te protegerá.

[22] LAS DISTORSIONES MENTALES
La tragedia del lenguaje

¡No siempre lo que piensas que es es lo que ha sucedido!

A estas alturas del libro, imagino que esto ya lo tienes claro. No obstante, quiero destacar que la mente acota la realidad para poderla comprender, por aquello de utilizar un mapa para poder comprender mejor el territorio. Y, en este proceso, puede caer en errores que son muy frecuentes.

Cuando la diferencia entre lo que se percibe y lo que se comprende dista de la realidad es porque se ha producido una distorsión cognitiva. Esto significa que tu cerebro, de algún modo, te está engañando y, en muchas ocasiones, sucede sin que te des ni cuenta.

Te daré algunos ejemplos de las distorsiones más comunes:

LAS EXIGENCIAS Y EL PERFECCIONISMO

Solemos expresarlas con un "debería de, tendría que, es necesario que", son creencias inflexibles sobre como deberíamos ser que muchas veces nos llevan a la frustración si no las cumplimos. Cambiarlas por un "preferiría" o "me gustaría" es más sano mentalmente.

EL CATASTROFISMO

Es cuando, por algún síntoma, acabas esperando lo peor. Por ejemplo, te duele la cabeza y ya piensas que puede ser algo muy malo. Obsérvate y relativiza las cosas para evitarlo.

SOBREGENERALIZAR

Por ejemplo "siempre me pasa lo mismo", es una frase recurrente que de decirla tantas veces al final nos la creemos. Presta atención cuando usas las palabras "nunca, siempre, nadie, todos, ninguno" porque podrías estar exagerando, sin darte cuenta.

LA PERSONALIZACIÓN

En ocasiones, nos sentimos culpables por lo que les sucede a los demás. Esto se hace mucho, por ejemplo, si después de discutir con alguien, esa persona no se siente bien, puedes pensar que es por ti. Trátate con amor y trata a los demás de la misma manera, para que tu conciencia esté tranquila.

LAS ETIQUETAS

Es una tendencia que tenemos a etiquetar a las personas y a nosotros, por ejemplo, si alguien no es muy generoso lo etiquetamos como "tacaño" y dejamos de ver otras cualidades de la persona. Etiquetar te limita la visión y la información. No estás aquí para juzgar ni ser juzgado, sino para ser aceptado y aceptar.

EL NEGATIVISMO

Es creer que algo que vas a hacer o decir seguro que te sale mal. ¿Te suena? Muy frecuente y nada positivo ni potenciador. Se produce cuando la mente negativa es la más fuerte, busca protegerte, pero, cuando su voz suena tan alto, puede, incluso, paralizarte.

EL PENSAMIENTO POLARIZADO: BLANCO O NEGRO

O es blanco o es negro. ¿Y la gama de grises? Ni se ve. ¿Te suena? Tener un pensamiento así no te permite aceptar las infinitas posibilidades que existen y puede convertirte en una persona inflexible. El mundo requiere que, cada día más, seas capaz de aceptar y adaptarte a lo que te rodea para ser feliz.

EL FILTRAJE

Filtras la información a conveniencia para ver, solo, lo que refuerza lo que piensas. Así, si te da miedo subirte en coche, te informas sobre las estadísticas de accidentes y fortaleces tu argumento. Si has fracasado en algo y decides solo fijarte en tus fracasos, te entristecerás. El problema de esto es que dejas de ver el resto de posibilidades.

EL RAZONAMIENTO EMOCIONAL

Creerte lo que sientes, por ejemplo, si te sientes un perdedor, acabar creyéndotelo y no darte cuenta de que es posible que hayas llegado a esa conclusión por un pensamiento equivocado. Recuerda que un pensamiento reiterado se acaba convirtiendo en una creencia y es más difícil de eliminar.

EL SESGO CONFIRMATORIO

Esto es muy común, por ejemplo, si pienso que todos los hombres o todas las mujeres son mal@s, inconscientemente, vas a atraer a personas que lo sean y, de esta manera, vas a confirmar tu teoría, sin darte la oportunidad de cuestionarte y encontrar personas que sean buenas.

LA LECTURA DE PENSAMIENTO

Cuántas veces acabamos suponiendo lo que los demás piensan y lo peor es que nos creemos nuestra propia hipótesis, sin tan siquiera dudar de ella. ¿Te suena? Esto forma parte de grandes conversaciones en las que unos y otros critican, comentan y se inventan las razones por las que los demás actúan.

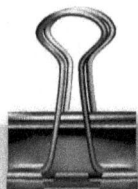

¿DE QUÉ MANERA TE MIENTE TU MENTE?

Conviértete en amig@ y observador@ de tu mente y empieza a identificar estas distorsiones, es fundamental. En multitud de ocasiones, malinterpretas lo que te pasa, lo que te dicen, lo que eres, malinterpretas a los demás y pierdes la mayor capacidad que tienes, como ser humano, la capacidad de discernir, para vivir la vida, conscientemente, feliz.

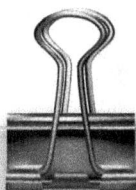

¿CÓMO ENTRENAR A TU MENTE?

¡Obsérvate! ¿En qué distorsión caes más a menudo?

Tus reacciones te darán una pista sobre la forma en que percibes la realidad, por ejemplo: si tiendes a la exageración, a etiquetarte y a etiquetar a los demás, a sobregeneralizar, etc. Si cuando te suceden dos cosas malas seguidas ya te pones en lo peor y generalizas diciendo que tu vida va fatal.

Si te das la oportunidad de corregir estas tendencias, tu mente se volverá más flexible y serás capaz de abrirte a más posibilidades de entendimiento.

BLOQUE IV

DE MÍ PARA TI

LO QUE HAS DE HACER DESPUÉS DE LEER ESTE LIBRO

A continuación, te quiero presentar una serie de técnicas que a mí me han servido mucho y que sigo poniendo en práctica. A través de estas técnicas podrás comenzar a tomar el control de tu mente y de tu vida, te harás más consciente de lo que piensas, de cómo hablas, de cómo respiras, de la forma en que gestionas tu día a día. Invierte tu tiempo en todo aquello que te genere felicidad, prosperidad, salud y amor. La felicidad será una consecuencia de saber disfrutar de todo ello.

[1] EDUCA TU RESPIRACIÓN

Solo hay una cosa a la que obedece la mente, tu respiración. La mente sabe que en un cuerpo que no respira, no puede actuar. Necesitas el elemento aire para pensar, tus pensamientos condicionan tus emociones. Y una respiración agitada, conlleva una mente agitada. Amplia tu respiración, trata de ampliar el espacio entre una lenta inhalación y una lenta exhalación y todo el silencio que puedas mantener tendrá una influencia directa en tu mente.

Del mismo modo que el corazón descansa entre pulsación y pulsación, **tu mente descansa entre pensamiento y pensamiento.** Cuánto más lenta y profunda sea tu manera de respirar, más pausados y espaciados van a ser tus pensamientos. Y la mente será más constante y enfocada. De lo contrario, tu mente se dispersará.

Dicen que cada inhalación es una oración, inhala el aire como si fuera el tesoro más preciado que tienes, mantenlo dentro de ti unos instantes, siente el poder que te da y la paz que te invade y, finalmente, con agradecimiento, exhálalo con todo el amor que seas capaz de sentir en tu corazón. ¡Verás que así es más fácil sentirse en paz!

EJERCICIO

Pregúntate a lo largo del día: ¿Dónde estoy ahora? Y, después de hacerte la pregunta, observa tu actividad mental, si es lenta o rápida, si está muy agitada observa tu respiración y respira cada vez más lento, largo y profundo. Dale una tregua para que pueda servirte mejor.

Recuerda: Estás donde está tu respiración.

[2] <u>OBSERVA</u>

Crea un personaje: el observador de tu mente. Es una figura, encargada de ver desde fuera tus pensamientos, sentimientos, emociones, hechos y vivencias; estará en un estado más neutral que tú, y podrá ayudarte con los pensamientos que surjan en tu mente. Con la práctica, podrás empezar a neutralizar tus acciones y decidir si quieres que tu mente sea reactiva o reflexiva. **Los pensamientos van fluyendo**, de forma automática, discriminar los que, realmente, te van a aportar cosas positivas y a potenciar, es fundamental. **Educa a tu mente para filtrarlos** correctamente. De ti depende quedarte con alguno o dejarlo pasar.

EJERCICIO

Observa tus pensamientos y si no te hacen bien, dile a tu mente:

"Gracias, pero no me interesa, prefiero sentirme feliz".

Este ejercicio lo practicaba Wayne Dyer, cuando aparezca un pensamiento negativo, dile a tu mente:

"El siguiente".

Puede que te sientas rar@ al principio, practícalo para tomar el control.

[3] PRACTICA LAS AFIRMACIONES

Louise L. Hay y otros grandes autores lo han propuesto a lo largo de su vida como una gran técnica. Realiza afirmaciones positivas, tanto interiormente como exteriormente, **afirma lo que quieres ver manifestado en tu vida y agradécelo como si ya lo tuvieras.**

Hazlo en presente, por ejemplo: "Me encanta mi vida", "Tengo una vida maravillosa", "Soy feliz". **Escoge una frase que sientas que te empodera y utilízala cuando te moleste tu ruido mental.** Esto es altamente efectivo, porque el cerebro funciona por repetición. Un mismo pensamiento repetido generará una creencia que dará lugar a emociones y patrones de conducta. Escoge una que te haga sentir muy feliz y repítela en voz alta, frente al espejo, a diario y cuantas más veces puedas.

¡Pronto notarás los resultados!

EJERCICIO

Yogi Bhajan explicó la siguiente meditación.

Esta meditación es de Kundalini yoga y, para realizarla, has de sintonizarte con un mantra de apertura y otro de cierre. Antes de iniciar, inhala profundo y canta "Ong Namo Guru Dev Namo", exhala y repite dos veces más. Para cerrar la práctica, inhala profundo y canta "Sat Nam", exhala y repite dos veces más.

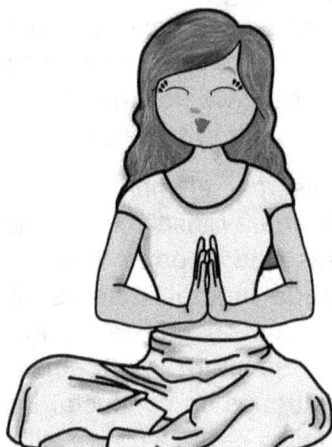

Postura de Sukhasana o postura fácil

Siéntate con la columna recta, apoya las manos en las rodillas, une pulgar e índice y estira el resto de dedos. Cierra los ojos. Inhala y repite mentalmente: "Yo soy excelente y el mundo lo reconocerá". Exhala y repite mentalmente: "Sobresalir, sobresalir, sin temor" Hazlo cada día 11 minutos, y observa los resultados.

[4] CANTA MANTRAS

El paladar, para la tecnología de Kundalini yoga, está considerado como el teclado de la conciencia, porque existen puntos que están conectados con áreas de tu cerebro. Esto significa que cuando hablas, al picar con tu lengua el paladar, lo que pronuncias va programando tu mente.

Hay multitud de mantras y, por experiencia te lo digo, tienen un gran poder. No los subestimes, incorpóralos a tu vida diaria. Son recursos regalados por grandes maestros y que han cambiado muchas vidas. **Un mantra neutraliza tus pensamientos y depura tu mente**. Mantras como "Ang sang wahe gurú", "Ong namo guru dev namo", "Sat kar taar", "Guru guru wahe guru, guru ram das gurú", son algunos ejemplos. Por internet encontrarás muchos más.

EJERCICIO

Seguro que te suena el famoso "Ommm" que se asocia mucho a los estados de meditación. Algo tan simple como realizar varias repeticiones del mantra "Om" es muy sanador y efectivo. Siéntate con la espada recta, cierra los ojos, mete el dedo pulgar en la oreja y, coloca el resto de dedos tapando tus ojos. Realiza varias respiraciones profundas y, a continuación, repite once veces este mantra.

¡Notarás, de forma inmediata, que pone paz en tu mente!

[5] CIERRA LOS OJOS

A través de los ojos entra información en tu mente, por eso, en ocasiones, para sosegarla, puede resultarte muy **beneficioso tener unos minutos los ojos cerrados**. Al hacerlo, estás bloqueando esa entrada de datos y te obligas a mirar hacia dentro.

EJERCICIO

Siéntate en un lugar en el que estés tranquil@. Cierra los ojos, concentra tu atención en la respiración. Inhala contando, mentalmente, cinco segundos, retén el aire contando cinco segundos, exhalar exhala contando cinco segundos y quédate, a pulmón vacío, otros cinco tiempos. Esta respiración fragmentada tendrá un efecto muy positivo en ti.

Practícalo a lo largo del día, cuantas veces lo necesites y te apetezca. Aunque te parezca difícil, si lo haces con cierta frecuencia, enseguida, notarás como tu mente descansa.

[6] VISUALIZA

En muchas ocasiones, no conseguimos lo que queremos porque nos da miedo, porque nuestra mente nos invade con pensamientos limitantes y nos cuesta dar los pasos necesarios para llegar a nuestros objetivos. Puede parecerte raro, pero, **a veces, nos encantaría tener algo, pero creemos que no nos lo merecemos, que no seremos capaces de mantenerlo, que no somos capaces de conseguirlo**, etc.

EJERCICIO

Justo al despertar, cuando te haces consciente de que se ha terminado el sueño, quédate con los ojos cerrados y visualiza que lo que quieres ya lo tienes. Repite esto mismo cuando te acuestes, en el momento en que notas que ya te vas a dormir, visualízate con los resultados de los que quieres ya conseguidos.

Esto educará tu mente para que se sienta cómoda con ellos. Hazlo, mínimo, durante 21 días. Esto te hará familiarizarte con lo que quieres, cada vez te sentirás mejor ante esas circunstancias y tu mente ofrecerá menos resistencia para que puedas concentrarte en esa visión y llevar a cabo los pasos necesarios para hacerla realidad.

[7] ESCUCHA A TU CORAZÓN

Dedícate más a sentir que a pensar, en el sentir interno está tu verdadero conocimiento. Así como explica Osho, muchas veces decimos "esa flor es bonita", porque nos lo han dicho y lo repetimos. Pero, realmente, cuando estamos delante de la flor, ¿estamos sintiendo su belleza?

No vivas la vida, siéntela. **Siente la vida en cada una de sus expresiones y nota cómo se manifiestan en ti los efectos de aquello que ves.** Siente una flor, el aire, un precioso amanecer, un atardecer maravilloso, etc. ¡Siente cómo se colma tu corazón de amor solamente con darte la oportunidad de sentirlo!

Tu corazón tiene la capacidad de sentir y percibir cosas a niveles muy sutiles, aprovecha esta oportunidad. Desbloquéalo y permítete experimentar la vida a través de él.

EJERCICIO

Si sientes que tienes bloqueado el corazón, tu capacidad de amar y no te sientes nutrido en este aspecto, practica la siguiente meditación. Se llama Meditación para abrir el corazón y utiliza el mantra "Sat Kartar".

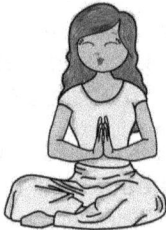 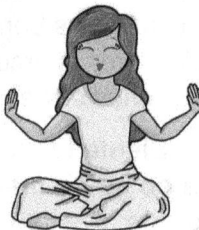 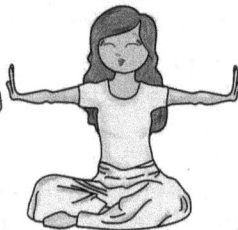

1ª POSICIÓN   **2ª POSICIÓN**   **3ª POSICIÓN**

Puedes practicar esta meditación desde 3' hasta 11 minutos.

Esta meditación es de Kundalini yoga y, para realizarla, has de sintonizarte con un mantra de apertura y otro de cierre. Antes de iniciar, inhala profundo y canta "Ong Namo Guru Dev Namo", exhala y repite dos veces más. Para cerrar la práctica, inhala profundo y canta "Sat Nam", exhala y repite dos veces más.

Siéntate con la espalda recta. Cierra los ojos. Vas a hacer un movimiento con los brazos al ritmo del canto del mantra. Al cantar "Sat", une las palmas de las manos en el centro del pecho, al cantar "Kar" separa los brazos con las manos en la misma posición (como cuando quieres expulsar algo) y al cantar "Tar" estira los dos brazos hacia los lados (en cruz), con las palmas mirando hacia fuera. Vuelve a la posición inicial y repite al ritmo del mantra. Este mantra lo encontrarás por internet. Para finalizar, con los brazos abiertos en cruz, inhala y exhala lentamente, tres veces. Después, reposa los brazos en tus piernas y quédate unos minutos en silencio.

[8] RENUEVA TU VOCABULARIO

Los días pasan y acabas repitiendo muchas palabras, hablando incluso de temas y preocupaciones similares y todo ello te limita y condiciona. **La manera en la que le hablas a los demás es la misma en la que te hablas a ti mism@.** Si es amorosa, comprensiva, flexible, cariñosa y calmada, te estarás haciendo mucho bien. Si, de lo contrario, es una manera de hablar imperativa, inflexible, dura, intolerante e incomprensiva, estás llevando todas esas energías dentro de ti. Las palabras llevan emociones asociadas, por eso, **es fundamental que tu vocabulario, en su mayoría, esté lleno de términos que te generen emociones positivas.**

EJERCICIO

Incorpora a tu vida palabras altamente positivas y llenas de amor, palabras nuevas, poderosas que te llenen de fuerza. Algunas de mis propuestas son: maravilloso, extraordinario, fascinante, genial, impresionante, felicidad, espectacular, afortunado, precioso, amor, paz, alegría, belleza, radiante, perfecto, etc. Puedes continuar la lista con lo que más te inspire. Observa las palabras que más utilizas cada día y cómo son. A continuación, escribe una lista de los vocablos que te gustaría incorporar. Escoge cada día dos o tres para que practiques con ellas durante el día en las frases que utilices. Al día siguiente, escoge otras, y ves alternando. Renovar tu vocabulario para que sea más positivo todo lo que te traerá serán beneficios.

Es genial y me fascina que lo hagas, que te sientas afortunad@ por hacerlo y que conviertas tu vida en algo espectacular y precioso. ¡Adelante! Habla con poderío, tanto interiormente, como en tu relación con los demás, habla con el vocabulario que utilizaría una persona muy feliz, incorpóralo a tu mente, acostúmbrate a utilizarlo y tardarás muy poco en notar sus efectos positivos en ti.

[9] UTILIZA PALABRAS EN TU CUERPO

Como has visto, las palabras pronunciadas tienen un inmenso poder, además, has de saber que las palabras escritas tienen una vibración que, también, te influye. Masaru Emoto comprobó el efecto de colocar un cartel con una palabra en un recipiente con agua. Utilizó palabras de amor, por un lado, y de odio, por otro lado. Con este experimento, Emoto comprobó que, las palabras positivas, armonizaban el agua y las moléculas tenían una gran belleza y armonía mientras que, las negativas, producían el efecto contrario. Puedes ver este experimento en YouTube, es, realmente, espectacular. El ser humano es dos tercios líquido, esta es la proporción de agua que hay en ti. Recuerda las propiedades del agua, es altamente cohesiva; esto significa que una gota de agua que está cerca de otra, va a tender siempre a juntarse. Así, la información de una se transmitirá al resto. Con la conciencia de la gran sensibilidad del agua, practica lo siguiente:

EJERCICIO

Coloca, en alguna parte de tu cuerpo no visible, trozos de papel con aquello que quieres conseguir, puedes escribir lo que quieras: Amor, suerte, oportunidades, reconocimiento, felicidad, alegría, paz, dinero, riqueza, etc. Y permite que la energía de esas palabras sea reconocida por tu cuerpo.

Por otro lado, en el recipiente del agua que te bebes, escribe también las palabras que desees ver manifestadas en tu vida. Y al beberla, hazlo con la intención y la conciencia de saber que eso formará parte de ti.

¡Prueba estos experimentos en ti, nada tienes que perder!

[10] AGRADECE

Sé agradecido desde que te levantas hasta que te acuestas. Recuerda que **cada día es un regalo y una oportunidad nueva**, cada persona con la que te encuentras y cada acontecimiento que tiene lugar en tu vida. Y es que la vida está llena de oportunidades y la actitud con la que vivamos hará que las sepamos identificar o no, que hagamos de ellas algo positivo o negativo.

Detrás de cada desafío, hay una lección y los días están llenos de ellos. Aprende a ver los desafíos como oportunidades de crecimiento y a sentirte agradecid@ por ello. **Agradece todo lo que eres, lo que tienes, lo que comes, el aire que respiras, el amor que sientes.** Agradece lo maravillosa que es la vida cuando aprendes a controlar tu mente.

EJERCICIO

Coloca una libreta y bolígrafo en tu mesita de noche. Por la mañana, al despertar, anota diez cosas por las que te sientes agradecido. Practica este mismo ejercicio cuando te vayas a acostar. Hazlo cada día, sin faltar ninguno, mínimo durante 21 días, y notarás los cambios que se producen en tu vida.

¡Prueba a vivir desde el agradecimiento y comprueba los efectos que tiene ese estado en ti!

[11] ESCUCHA MÚSICA

Es posible que hayas oído aquella frase que decía "La música amansa las fieras". Realmente, está demostrado que **la música tiene un efecto transformador en los seres vivos**. No en vano existe la musicoterapia, que ya se practica, incluso, en hospitales.

Dicen que Pitágoras usaba la música para controlar la ira y reducir el dolor, también para desarrollar la inteligencia. **Escuchar música puede ayudarte a reducir el estrés** y eso será altamente favorecedor para adquirir el control de tus emociones. Todo ello te ayudará a estimular las neuronas, regenerar tus tejidos y te sanará.

La música es una maravilla para tus oídos, para tu cuerpo, para tu mente y para tu espíritu. A través de ella, puedes evadirte, desconectar y relajar tu mente para que no caiga en las trampas que ya conoces.

EJERCICIO

Escoge una música que te relaje, que te transporte, que te evada y te haga desconectar de la mente y los sentidos. Educa tu oído musical, sé selectivo y escucha melodías que te potencien, a poder ser sin letras. Melodías que te sanen el alma y que te llenen de bienestar.

Cuando sientas estrés a lo largo del día, escoge tan solo cinco minutos, y siéntate con unos auriculares a escuchar esa canción. Practícalo todas las veces que lo necesites durante el día para relajarte, incluso, antes de dormir.

Si, por el contrario, lo que quieres es empoderarte, escoge una canción que te haga sentir esas sensaciones de poder. A mí, por ejemplo, me encanta Queen. Y permite que te invadan esas energías de poder, respira profundo y siente el poder dentro de ti. Hazlo cada vez que tengas el ánimo bajo y notarás la diferencia. Educa tu mente, toma el control.

[12] APRENDE A NO REACCIONAR

Esto es lo que se te pide que **no seas reactiv@**. **El secreto es que te hagas más grande que tus problemas**, de este modo, tus problemas se convertirán en desafíos y oportunidades y lo que te suceda no te sacará de tu centro.

Aprender a sortear las críticas y los halagos con neutralidad es todo un arte, el arte de los que dominan la mente. Seguro que has escuchado alguna vez aquello de que todo depende del cristal con que se mire. Pues, en este caso, es igual, algo que a ti te moleste puede que a otra persona no lo haga.

Es fundamental que desarrolles un estado de mente neutral para que puedas ofrecer la mejor respuesta. Esa respuesta correcta que te hace recuperar el poder de tu vida, dar lo mejor para ti y para el mundo y que, además, no te genere karma.

EJERCICIO

Practica este ejercicio todas las veces que lo necesites. Es sencillo, fácil, y notarás los efectos inmediatamente.

Este ejercicio de meditación es de Kundalini yoga y, para realizarlo, has de sintonizarte con un mantra de apertura y otro de cierre. Antes de iniciar, inhala profundo y canta "Ong Namo Guru Dev Namo", exhala y repite dos veces más. Para cerrar la práctica, inhala profundo y canta "Sat Nam", exhala y repite dos veces más.

Siéntate con la espalda recta, puede ser en la postura fácil de yoga o en una silla, con las piernas apoyadas en el suelo. Coloca las manos en el regazo con las palmas hacia arriba y la derecha encima de la izquierda. Los pulgares pueden tocarse o no. Cierra los ojos, inhala y exhala lentamente y vibra, en tono monótono, el siguiente mantra:

"Wah – je – gu - rú"

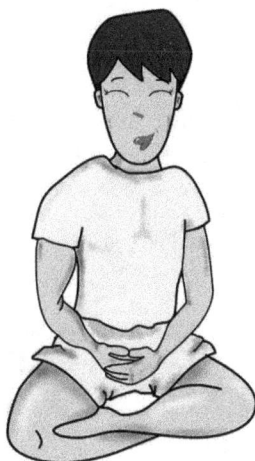

Víbralo así, como si fueran cuatro palabras, de manera lenta, y permite que tu mente se aquiete para que se desarrolle tu mente neutral. Notarás una relajación automática. Llama a tu ser superior y mantente firme, a través de todos los obstáculos. Practica esta meditación de 11 a 31 minutos.

[13] MANTENTE PRESENTE

Para controlar tu mente tienes que practicar el estado de presencia plena, es decir, **tienes estar en el aquí y en el ahora**. Si practicas ese estado, irás adquiriendo el control del momento presente.

Si no has leído el libro *El poder del Ahora,* de Eckhart Tolle, te lo recomiendo. Hacerte consciente de tu respiración, de tu cuerpo, de los procesos que vives, te devolverá ese estado de presencia y ese poder tan necesario para ser feliz. Aquello que sucede en tu vida en el ahora, una vez creado pasa a ser pasado y si lo que has hecho es proyectarlo, puede pasar a ser futuro. Domina esto en tu vida y aprende a vivir la vida desde el tercer chakra, desde el poder personal que te da ese estado de presencia plena, el sentir que estás vivo en este preciso instante, ni antes ni después.

EJERCICIO

Para mantenerte presente, tienes que desbloquear el tercer chakra. Para ello te propongo la siguiente meditación.

Esta meditación es de Kundalini yoga y, para realizarla, has de sintonizarte con un mantra de apertura y otro de cierre. Antes de iniciar, inhala profundo y canta "Ong Namo Guru Dev Namo", exhala y repite dos veces más. Para cerrar la práctica, inhala profundo y canta "Sat Nam", exhala y repite dos veces más.

Siéntate con la espalda recta, la barbilla recogida y junta las palmas de las manos como si fueras a rezar. Colócalas a la altura del plexo solar sin rozar el cuerpo. Siente la presión de las palmas. Mira con los ojos a la punta de tu nariz.

Canta en voz alta el siguiente mantra:

Hamee Ham - Braham Ham

Se pronuncia "Jami jam bram jam".

Al cantarlo, las manos y el ombligo van a realizar, de forma coordinada un movimiento. Las manos, en la misma posición, se presionan al mismo tiempo que metes el ombligo hacia dentro. Lo harás dos veces, imitando las pulsaciones del corazón: cuando cantes "Hamee Ham" y cuando cantes "Brahm Ham"

Para finalizar, inhala, contrae el ombligo hacia dentro y hacia arriba y presiona la punta de la lengua contra el paladar durante 15 segundos. Exhala. Repítelo dos veces más.

Tiempo: 11 minutos.

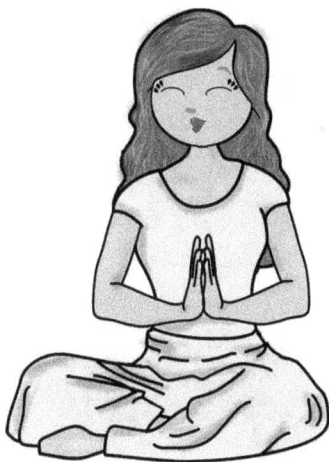

[14] PLANIFICA TU VIDA DESDE TU MUERTE HACIA ATRÁS

Muchas personas viven su vida sin planificarla, otros planifican a corto, medio y largo plazo.

Todos nos vamos a morir, pero morirse después de haber vivido la vida que queremos no es lo mismo que morirse arrepentido por no haber hecho lo que, realmente, nos hubiera gustado. Imagina la película de tu vida y vive cada día para que así sea, no solo por la ilusión, sino por la capacidad de experimentar y sentir cada segundo en toda su plenitud.

EJERCICIO

¿Qué tal si planificaras tu vida desde tu muerte hacia atrás? Imagina la historia de tu vida, cómo te gustaría verte antes de morir, qué vida tendrías (pareja, hijos, nietos, etc.), a qué te habrías dedicado, cómo serían tus fines de semana, desde la época más madura hasta la más joven. Y crea esa película de cómo te gustaría que fuera tu vida. Escríbela en una hoja de papel y, después, léela en voz alta. A continuación, visualízala.

Practica este ejercicio a diario, durante 21 días, como mínimo, y estarás creando tu futuro.

[15] NO TE RESISTAS A LOS CAMBIOS

Como dice el maestro Yogi Bhajan *"No importa lo que tengas o no tengas, lo único que importa es con cuanta facilidad dejas ir lo que tenga que irse"*.

En ocasiones, **la vida nos propone cambios y la incertidumbre que conlleva nos crea una resistencia hacia ellos porque la inseguridad nos hace creer que estaremos peor que ahora**. Hay refranes que nos han calado profundo, te suena "Más vale malo conocido que bueno por conocer". Todo eso está en tu mente y te tienta a quedarte como estás por el miedo que te supone dejar lo que tienes y no saber lo que vendrá. Este es el principal conflicto mental que te crea sufrimiento.

EJERCICIO

Esta meditación es de Kundalini yoga y, para realizarla, has de sintonizarte con un mantra de apertura y otro de cierre. Antes de iniciar, inhala profundo y canta "Ong Namo Guru Dev Namo", exhala y repite dos veces más. Para cerrar la práctica, inhala profundo y canta "Sat Nam", exhala y repite dos veces más.

Siéntate con la espalda recta, la barbilla recogida y pega los brazos al cuerpo. Coloca los antebrazos delante de tu torso con las palmas de las manos mirándose. Enrosca los dedos y estira los pulgares, coloca las manos cerca, de manera que los pulgares se toquen y el resto de dedos quede separado. Pon este mudra a la altura de tu corazón.

Inhala en 8 segundos, exhala en 8 segundos, suspende la respiración por 8 segundos y quédate a pulmón vacío 8 segundos más.

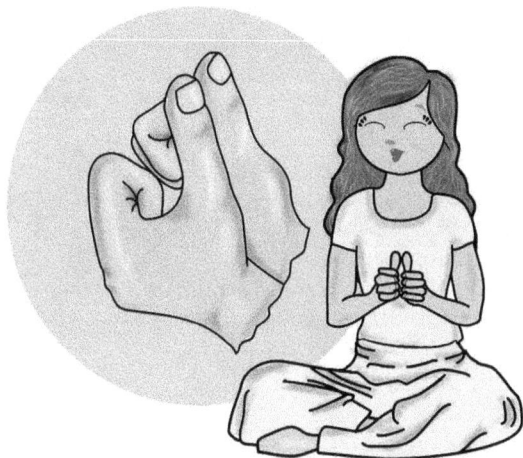

Para finalizar, inhala profundo, estira los brazos por encima de tu cabeza y abre y cierra las manos varias veces. Exhala.

Quédate con los ojos cerrados unos minutos, relájate y observa.

Tiempo: 5 minutos

Practica el desapego para poder evolucionar en la vida, con la mochila cargada no llegarías muy lejos.

[16] PONTE AL SERVICIO DE LOS DEMÁS

Estás, en este mundo, para servir a los demás y, en ese acto de servicio, ser feliz. Esto sucederá cuando encuentres tu vocación en esta vida, aquello a lo que, realmente, te encanta dedicarte. Se trata de aquello que, mientras lo haces, sientes que el tiempo pasa volando y que, incluso, harías gratis. Esa es tu vocación de alma y se puede convertir en tu misión de vida si le dedicas el tiempo, las energías y los procesos necesarios.

El dinero, que es una energía más, vendrá a ti cuando estés alineado con tu propósito. Tu alma estará contenta porque estará haciendo lo que ha venido a hacer, te sentirás realizad@ y no sentirás el esfuerzo, como una obligación, sino como algo que te llena. Al hacer esto, sirves a los demás y, como consecuencia, la humanidad estará a tu servicio.

Haz lo que amas y tu ejemplo acabará sirviendo como inspiración a los demás.

EJERCICIO

Si no sabes cuál es tu misión, te propongo el siguiente ejercicio. Encuentra un momento en el que estés tranquil@ y tengas tiempo para ti mismo. Pon una música que te inspire y te relaje. Realiza varias respiraciones profundas y mira los círculos de este ejercicio. Con valentía, sinceridad y humildad, rellena cada círculo. Cuando hayas terminado, verás más clara tu misión de vida.

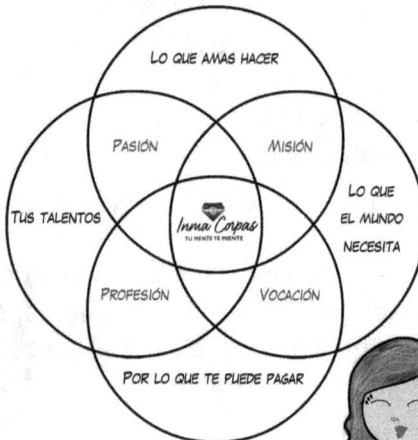

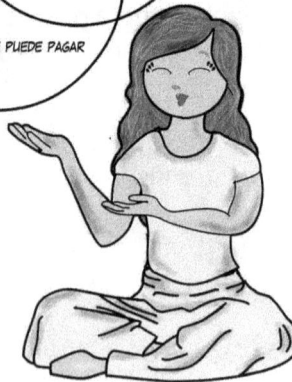

[17] CLASIFICA TUS PENSAMIENTOS

¿Sinceramente, crees que todos los pensamientos que tienes son necesarios? No sé si te lo has preguntado alguna vez, pero piensa lo siguiente. **¿Serías más feliz si no tuvieras determinados pensamientos?**

Existen pensamientos que pueden servirte para analizar situaciones que has de resolver y otros que, lo único que están haciendo es disturbar porque interrumpen un proceso mental constructivo.

Aprende a identificarlos y si no son necesarios, dialoga con tu mente y dile que prefieres quedarte con los que sí que te sirven y te potencian. No creas que por hablar con tu mente estás loc@, la locura más grande es cuando tu mente habla para ti sin que tú seas capaz de diferenciar si lo que te está diciendo te va a ayudar a ser más feliz. Dialogar con tu mente te dará control mental, discriminación y aumentará tu capacidad de discernimiento.

EJERCICIO

Anota en una hoja de papel, de manera automática, los pensamientos que se te vienen a la cabeza. A continuación, clasifícalos, en una tabla como la siguiente. Una vez que lo hayas hecho, verás con más claridad cuáles predominan en tu mente, si te aportan o te limitan y podrás descartar los pensamientos que no te potencien.

Si quieres ir un paso más allá, puedes practicar lo siguiente. Transformar los pensamientos innecesarios en pensamientos necesarios y los pensamientos negativos en positivos. De esta manera, verás cómo puedes darle un giro a tu mente.

Por ejemplo: Puedes pensar ¡Qué día tan agobiante! O ¡Está siendo un día de bastante actividad, voy a tomarme un momento de relax porque me lo merezco!

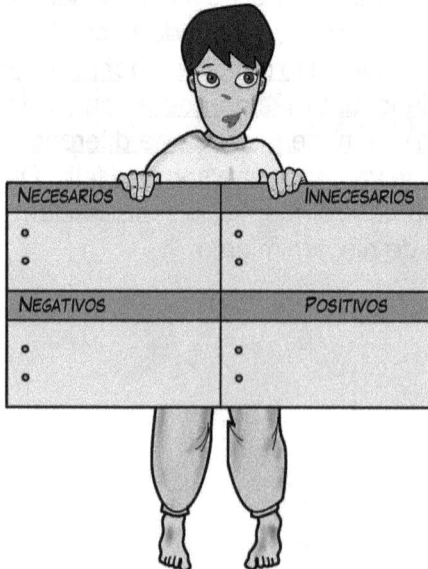

NECESARIOS	INNECESARIOS
○	○
○	○

NEGATIVOS	POSITIVOS
○	○
○	○

[18] LEE LIBROS

La lectura es uno de los mejores recursos para la evolución de las personas, por eso, ha estado, durante muchos, años prohibida para muchos. De hecho, los que querían proteger su poder, bien se ocuparon de que las personas menos pudientes no accedieran a la escuela, ni aprendieran a leer.

Leer libros, artículos, revistas interesantes, escuchar audio-libros, etc., potenciará tu capacidad mental, creará nuevas ideas, nuevos conceptos, abrirá tu mente a distintas posibi-lidades, ampliará tu lenguaje (ya sabes lo importante que es que incorporar palabras nuevas a tu vocabulario). Lee libros sobre crecimiento personal, sobre la evolución, historias que te potencien, autobiografías de personajes solemnes que te creen interés, libros sobre economía doméstica, etc.

Hazlo si quieres aumentar tus recursos y eso te servirá muchísimo para vivir el día a día con más tranquilidad y seguridad.

EJERCICIO

Algo que practico y que me ha servido mucho es lo siguiente.

Cuando leas un libro, lleva contigo una pequeña libreta y anota aquellas frases o ideas que te inspiren algo positivo. Llena tu libreta de todo lo que te haga sentirte bien o pueda serte útil.

Cuando escribes, haces que tu cerebro retenga mejor las ideas y los conceptos. El hecho de tenerlo anotado en una libreta especial para ello te sentará fenomenal, si lo relees en aquellos días en los que tu mente está más agitada.

[19] EDUCA TU ACTITUD

Un gran talento con una actitud inadecuada está destinado al fracaso. La actitud ante la vida crea la diferencia entre disfrutarla o vivirla, con esfuerzo y sufrimiento. Recuerda, **en tu cabeza hay valores y creencias que crean pensamientos, dan lugar a emociones y configuran una conducta.** No hay nada más difícil que convivir con uno mism@, si no se tiene la actitud correcta ante la vida, ya que tu propia mente se puede convertir en tu peor enemiga.

EJERCICIO

Toma una libreta, tu libreta preciosa de crecimiento y evolución personal y, si te apetece, responde a las siguientes preguntas:

¿Qué pienso cuando no hablo con nadie?

¿Cómo pienso cuando estoy a solas?

¿Me bendigo cada día?

¿Me digo que me amo y me quiero cada día?

¿Cómo me hablo cuando siento que me he equivocado?

Observa tu diálogo interno, cómo te hablas cuando estás a solas, cuando te ha sucedido algo negativo o positivo, cuando te rechazan, cuando no consigues lo que quieres a la primera, etc. Todo ello te dará pistas sobre la actitud con la que te muestras. Recuerda que, como te hablas y tratas a ti mismo, en definitiva, es como tratas a los demás.

[20] CREA UN RINCÓN DE LA CALMA

En la India, en todas las casas y comercios, tienen un altar, un rincón en el que colocan imágenes de sus dioses, flores, amuletos, incienso, etc. Ese altar es el punto de encuentro entre ellos, como seres finitos, y sus dioses, como seres infinitos.

Eres algo más que el cuerpo que habitas y la manera en que te comportas. Es necesario este punto de encuentro entre nuestra parte limitada y nuestra parte ilimitada para sentirnos bien. Para ello, no has de adorar a nada externo si no lo sientes, porque **Dios está dentro de ti.**

EJERCICIO

Crea, en tu casa u oficina, un rincón de la calma (coloca imágenes, fotos, frases inspiradoras, velas, flores, etc.), y ofrécele unos minutos, cada día, para agradecer lo que tienes y lo que está por venir, para sentir el silencio de tu mente, los latidos de tu corazón y notar que estás viv@, para enviar tu amor al mundo. Un espacio que te inspire y te invite a sentarte, en paz, para conectarte con tu Yo superior

Puedes ponerle un nombre, si te apetece, por ejemplo "El rincón de mi alma", "El rincón de mis pensamientos", o el que se te ocurra. Escoge uno que te inspire y te haga sentirte tú, con los colores que te gusten y los aromas que te inspiren. Pasa un ratito allí y siente al Dios que está dentro de ti.

En ese silencio, observa:

¿De qué habla tu mente contigo cuando tú no dices nada?

[21] USA LA EMPATÍA

Ser empático es comprender las razones de los demás, no significa compartirlas, pero sí comprender que cada persona tiene sus propias razones, nivel de conciencia, educación, valores y creencias y un estado emocional concreto, que es el que le lleva a actuar.

Tener empatía hacia ti mism@ es fundamental para que evoluciones, para que puedas perdonarte, para que comprendas las razones por las que tu mente te ha llevado a decir o a hacer alguna cosa. Esto implica no tener juicios, ni hacia ti ni hacia los demás.

Háblate con amor y comprensión y cuando hables con los demás, hazlo desde ese mismo amor y esa misma actitud empática y comprensiva. Desarrollar esta habilidad te hará más inteligente emocionalmente y mejorará tus relaciones sociales, además de hacerte sentir genial.

Todos cometemos errores porque en los errores está el aprendizaje, es decir, si no nos equivocáramos, no aprenderíamos.

EJERCICIO

Practica el ho'oponopono cuando estés ante algo que consideres una equivocación. Puedes decir:

Lo siento

Perdóname

Te amo

Gracias

Profundizar sobre esta técnica para resolver errores de comprensión de la vida a mí me ha servido mucho para poner el foco en mí, no en los demás.

Pregúntate: si fuera yo quien se hubiera equivocado, ¿cómo me gustaría que me lo dijeran?

Cuando estés ante errores ajenos, ser más tolerante, flexible y empátic@ te traerá más beneficios a ti que a los demás. Esta actitud te ayudará a usar palabras más constructivas y amables, que producirán un buen efecto en la otra persona y en ti.

[22] DESINTOXÍCATE

Recuerda lo siguiente: **donde pones tu atención pones tu energía y aquello a lo que le pones tu energía se expande y crece.**

Esto significa que si pones tu atención en pensamientos negativos y tóxicos, los expandirás y eso te intoxicará. Si te rodeas de personas tóxicas, personas que siempre se están quejando y que actúan como víctimas culpando a los demás de todo lo que les sucede, su energía te acabará afectando a ti, por haberles puesto tu atención. Contaminar tu mente con programas basura en la televisión o canciones con letras machistas, tristes, no te potenciará, tampoco.

EJERCICIO

Instala una nueva antena mental en tu cabeza y dirígela a aquello que verdaderamente te llene de amor y felicidad. Establece unos filtros nuevos ante lo que entra por tus sentidos y purifícalos de vez en cuando. Recuerda que tu mente se llenará de toxinas si lo que le alimenta es tóxico.

Puedes plantearte las siguientes preguntas:

¿Este programa que estoy viendo en la tele es constructivo para mí?

¿Este libro que estoy leyendo me está aportando cosas positivas?

¿La relación que mantengo con esta persona me hace feliz?

Toma conciencia y alimenta bien tu cuerpo, es fundamental. Come aquellos alimentos en los que veas claramente la relación entre ellos y la luz del sol. Practica algún ayuno, de vez en cuando, por ejemplo, en los cambios estacionales. Esto te purificará y te hará sentir más lleno de energía.

DE MI ALMA PARA LA TUYA

Vivir a la par con tu edad, tu ciclo, tu constitución, la estación del año, las leyes del universo y a tu ritmo es esencial para que te unas al son de los ritmos de la naturaleza y lo hagas con gracia, salud y paz mental.

Más allá de tus sentidos, de tu cuerpo físico, recuerda que hay un alma a la que has de satisfacer, un alma que se manifestará en cuanto vayas hacia dentro, dejando de prestar atención a lo externo y escuchando el silencio propio. Hacer esto es fundamental para que la vida no pase por ti, sino que tú pases por ella, para que dejes tu huella eterna y te fundas de nuevo con ella.

La vida es una maravilla que te ha sido regalada para que aprendas a vivirla desde tu corazón. A través de él, verás con claridad y podrás desarrollar la pureza en tu carácter que te elevará. Recuérdale a tu mente que está a tu servicio y no tú al suyo, para que puedas expresar tu auténtico ser, sin miedos. El entorno que te rodea, la naturaleza y el resto de seres vivos, forma parte también del milagro de la vida, aprende a reconocerlos como actos de amor. Cuando te conectes con el amor profundo de tu ser y experimentes la magia de salirte del espacio y del tiempo, verás a tu alma expresarse. Permítete hacerlo, medita para que puedas dejar a un lado a tu mente y tu alma salga, con libertad, y puedas sentir una felicidad tan profunda, que nada externo a ti pueda modificarla.

Permítete amar a todo lo que te rodea y encuentra en cada estación del año la chispa que la caracteriza. Todas son necesarias, cada una tiene una misión para mantener los ciclos de la naturaleza. Y, del mismo modo, tu paso por ellas puede producirse en total armonía, dejando que el aire del otoño te acaricie, sin que te desarmonice, que el frío del invierno se compense con el amor de una comida caliente o una buena compañía, que la vitalidad de la primavera haga expresar tus mejores emociones y la radiante luz del verano te haga brillar.

Conócete para que te resulte lo más fácil posible mantener tu equilibrio en un mundo cambiante y que puedas evolucionar para mostrar la maravillosa esencia que eres. Habla con tu mente, perdónala cada día y conviértela en tu mejor amig@. Dios eres tú y todo lo que te rodea, que esta máxima te acompañe siempre, que puedas verlo en todo tu alrededor y el mundo, lejos de convertirse en algo hostil, sea para ti un sinfín de oportunidades.

Te mereces ser feliz, tan feliz como tu imaginación pueda alcanzar, con estados de contentamiento y satisfacción interna que te hagan sentirte estable, dichos@ y plen@.

Ahora ya conoces la manera en que funcionan tu cuerpo, tu mente y tu espíritu. Ya sabes cómo el entorno se manifiesta para ofrecerte infinitas opciones y que puedas depurarte para ser cada día más íntegr@. Aprovecha todas estas oportunidades, todos los espejos con los que te encuentras cada día, que te ofrecen situaciones en las que puedes crecer y dar lo mejor de ti, y ama, ama al máximo, a todo y a todos, con un amor tan radiante e infinito que esté por encima de las formas físicas.

Desarrolla esta capacidad de amar para que puedas conocer estados de felicidad absoluta. Recuerda que sostener y mantener es una de las cosas que más nos cuestan como seres humanos. Normalmente, emprendemos algo y nos cuesta ser constantes y terminar lo que empezamos.

Como dice Paulo Coelho *"Vacía tu mente, deja de pensar en cualquier cosa, solo tienes que ser"*. Vive cada día como el único día de tu vida y ofréceselo a tu alma para que puedas ver la vida desde la pureza de sus ojos y brilla, permítete ser radiante, expándete porque todos en esta vida tenemos una misión, un foco, un objetivo y es necesario que lo descubras para sentirte plen@. Ahora que ya conoces todo lo que te podía ser un obstáculo para ello, tienes el poder para traspasarlo y convertir tu vida en la experiencia más digna de ser vivida.

Desde lo más profundo de mi corazón te agradezco tu presencia, tu energía, tu dedicación, tu tiempo y tu existencia. Con el deseo de que se hayan despertado en ti las dudas suficientes como para que te cuestiones y pruebes nuevas formas de ver el mundo que te hagan sentir la dicha de vivir, me despido, infinitamente feliz y agradecida.

"Tu tarea no es buscar el amor, sino buscar y encontrar las barreras dentro de ti mismo que has construido contra él."

Rumi, poeta sufí

BLOQUE V:

EXTRAS

TEST PARA AVERIGUAR LOS DOSHAS

1.-CONTEXTURA:

- Delgado, huesos finos (V)
- Moderada (P)
- Grande, Robusto, bien desarrollado (K)

2.-ESTATURA:

- Muy alto o muy pequeño (V)
- Mediana (P)
- Generalmente pequeños, pero pueden ser altos y grandes (K)

3.-PESO:

- Dificultad para subir de peso (V)
- Mediano, pueden ganar o perder peso con facilidad (P)
- Generalmente con sobrepeso, dificultad para perderlo (K)

4.-BRILLO DE LA PIEL:

- Mate (V)
- Rojo, lustroso (P)
- Blanco, pálido (K)

5.-TEXTURA DE LA PIEL:

- Seca, áspera, fría, rugosa, venas prominentes (V)
- Caliente, grasosa, húmeda, pecas, acné (P)
- Gruesa, fría, bien lubricada (K)

6.-TEMPERATURA DEL CUERPO:

- Manos y pies fríos (V)
- Caliente (P)
- Frío o normal (K)

7.-PELO:

- Seco, fino, encrespado (V)
- Oleoso, calvicie prematura, canoso (P)
- Fuerte, ondulado, lustroso (K)

8.-FRENTE:

- Estrecha (V)
- Moderada, surcos (P)
- Ancha (K)

9.-OJOS:

- Pequeños, nerviosos (V)
- Penetrantes, se irritan con facilidad (P)
- Grandes, atractivos, pestañas grandes (K)

10.-DIENTES:

- Irregulares, pequeños, mal formados (V)
- Regulares, las encías sangran con facilidad (P)
- Grandes, bien formados (K)

11.-LENGUA:

- Áspera (V)
- Suave, rosada (P)
- Gruesa (K)

12.-CARA:

- Pequeña, arrugada, seca (V)
- Delicada, rojiza, perfil agudo (P)
- Grande, agradable, perfil suave (K)

13.-TORAX:

- Estrecho (V)
- Desarrollado moderado (P)
- Ancho, bien desarrollado (K)

14.-HUESOS:

- Delgados, articulaciones crujientes (V)
- Medianos, articulaciones flojas (P)
- Gruesos, articulaciones fuertes (K)

15.-UÑAS:

- Quebradizas, ásperas (V)
- Suaves, rosadas (P)
- Ancha (K)

16.-SUEÑO:

- Ligero, con interrupciones (V)
- Variable (P)
- Profundo, excesivo (K)

17.-LE DISGUSTA:

- El frío, la sequedad (V)
- Substancias y atmosfera caliente (P)
- Sustancias frías y aceitosas, atmósfera húmeda (K)

18.-APETITO:

- Variable, nervioso (V)
- Grande, irritable si debe saltar la comida (P)
- Moderado pero constante (K)

19.-SED:

- Escasa (V)
- Generalmente sediento (P)
- Moderada (K)

20.-HABITOS INTESTINALES:

- Heces duras, secas, estreñimiento (V)
- Heces suaves, sueltas, tendencia a la diarrea (P)
- Regular, heces normales (K)

21.-ORINA:

- Escasa (V)
- Abundante, amarilla intensa (P)
- Moderada, clara (K)

22.-SUDORACIÓN:

- Escasa sin olor (V)
- Profunda, olor intenso (P)
- Moderada (K)

23.-MEMORIA:

- Rápida, tendencia a olvidar (V)
- Aguda, clara (P)
- Lenta pero constante (K)

24.-COMPRENSIÓN:

- Espontánea (V)
- Promedio (P)
- Requiere tiempo para comprender (K)

25.-REACCIÓN AL ESTRÉS:

- Miedo y ansiedad bajo estrés (V)
- Frustración, irritabilidad, enojo bajo estrés (P)
- Lleva bien la presión y el estrés (K)

26.-RESISTENCIA A LA ENFERMEDAD:

- Pobre, sistema inmunológico variable(V)
- Mediana, tendencia a las infecciones (P)
- Buena, consistente, sistema inmunológico fuerte (K)

27.-ENFERMEDADES FRECUENTES:

- Alteraciones nerviosas y mentales, dolores neurálgicos y de las articulaciones (V)
- Enfermedades infecciosas e inflamatorias, trastornos sanguíneos (P)
- Enfermedades sistémicas y respiratorias, edema, mucosidades, inflamación articular (K)

28.-SEXUALIDAD:

- Interés sexual variable, fantasía sexual activa (V)
- Interés e impulso sexual alto (P)
- Interés e impulso sexual constante (K)

29.- ESTADO DE ÁNIMO:

- Ideas y estado de ánimo cambiables (V)
- Intenso al expresar ideas y sentimientos (P)
- Estable, confiable, lento para cambiar ideas (K)

30.- PREFERENCIAS CLIMÁTICAS:

- Climas calientes, sol, humedad (V)
- Climas fríos bien ventilados (P)
- Cualquier clima siempre que no sea húmedo (K)

31.- ACTIVIDAD:

- Inquieto, quiere hacer mucho a la vez (V)
- Moderado (P)
- Se mueve lentamente (K)

32.- TEMPERAMENTO:

- Nervioso, cambiable (V)
- Motivado, intenso (P)
- Conservador (K)

33.- EMOCIONES POSITIVAS:

- Adaptabilidad (V)
- Valor, coraje (P)
- Amor (K)

34.- EMOCIONES NEGATIVAS:

- Miedo (V)
- Cólera (P)
- Apego (K)

35.- FE:

- Variable, errática (V)
- Fuerte, determinado (P)
- Sostenida, lenta en cambiar (K)

Al finalizar, suma la proporción de V (Vata), de P (Pitta) y de K (Kapha) que te han salido, puedes averiguar el tanto por ciento de cada una con una sencilla regla de tres.

Es bueno que tengas presente en qué tienes cada uno de ellas, esto te dará la información de las áreas de tu cuerpo que se corresponden con Vata, Pitta y Kapha.

Por ejemplo: si todas las V las tienes en la piel, en el pelo, en las uñas, en los huesos, sabrás que es ahí donde está la energía de Vata dentro de ti.

TEST PARA AVERIGUAR LOS GUNAS

Régimen Alimentario	Vegetariana	Poca carne	Muy carnívora
Aseo Personal	Elevado	Moderado	Poco
Amor	Universal	Personal/ Familiar	Ausencia
Concentración	Buena	Moderada	Débil
Contentamiento	Frecuente	Parcialmente	Nunca
Control de Sentidos	Bueno	Moderado	Débil
Creatividad	Elevada	Moderada	Baja
Deseos	Pocos	Algunos	Muchos
Depresión	Nunca	Algunas veces	Frecuentemente
Drogas/Alcohol	Nunca	Ocasionalmente	Frecuentemente
Estudios Espirituales	Diariamente	Ocasionalmente	Nunca
Fuerza de Voluntad	Intensa	Variable	Débil
Habla	Calmada/ Pacífica	Agitada	Embotada
Honestidad	Siempre	Casi siempre	Raramente
Meditación	Diariamente	Ocasionalmente	Nunca
Memoria	Buena	Moderada	Débil
Miedos	Raramente	Algunas veces	Frecuentemente
Oraciones/ Mantras	Diariamente	Ocasionalmente	Nunca
Orgullo	Modestia	Orgulloso	Vanidoso
Paz Mental	Generalmente	Parcialmente	Raramente
Perdón	Perdona fácilmente	Con esfuerzo	Nutre rencores
Sensibilidad	Calmado/Puro	Mixto	Alterado
Servicio Voluntario	Siempre	Alguna vez	Ninguno
Rabia	Raramente	Frecuentemente	Casi siempre
Trabajo	Abnegado	Para sus objetivos	Perezoso
	SATTVA	RAJAS	TAMAS

389

Marca la opción que más se aproxime a lo que haces en la actualidad. Una vez terminado el Test, suma las marcas de cada columna y así podrás saber hacia cuál de las tres gunas tiende tu mente hoy.

GLOSARIO DE TÉRMINOS

AGNI O FUEGO DIGESTIVO

Agni en sánscrito quiere decir fuego. El fuego digestivo es tu capacidad para metabolizar los alimentos que ingieres, transformarlos en nutrientes y que el cuerpo pueda desarrollar todas sus funciones correctamente. Tener un fuego digestivo saludable es vital.

AMA

Las toxinas del organismo en sánscrito se llaman Ama. Las toxinas circulan por todo el cuerpo y cuando se produce un desequilibrio entre los Doshas (Vata, Pitta y Kapha), se acumulan en las áreas más débiles y bloquean el paso de nutrientes para su correcta asimilación y absorción. Bloquean las venas, las arterias, los capilares, se distribuyen por el cuerpo y debilitan el sistema inmunológico. Finalmente, se acaban manifestando en alguna enfermedad. El Agni nos ayuda a digerir. Si hay alguna dificultad para digerir sea alimento físico o emocional, se crea Ama.

APANA

Apana es la fuerza encargada de la expulsión de los deshechos tanto físicos, como mentales y emocionales. Ha de fluir para que seamos capaces de eliminar tanto del cuerpo, como de la mente y, a nivel emocional, aquello que nos sobra.

BHASTRIKA PRANAYAMA

Bhastrika es un concepto sánscrito que se puede traducir por fuelle. El ejercicio de respiración implica el vientre como un fuelle porque hace una serie de exhalaciones intensas y rápidas.

DOSHA

Dosha puede traducirse 'temperamento', 'biotipo' o 'principio metabólico'. También como desequilibrio, porque es un principio biológico hacia el que tiende nuestro organismo y que en exceso nos puede desequilibrar. Los Doshas son tres (Vata, Pitta y Kapha) y surgen de la combinación de varios de los cinco elementos.

DHATUS

Para el Ayurveda, el organismo está compuesto por siete dhatus o tejidos, algunos más densos y otros más sutiles. Sus nombres son:

- Rasa: plasma nutriente.
- Rakhta: sangre.
- Mamsa: tejido muscular.
- Medas: tejido adiposo.
- Asthi: tejido óseo.
- Majja: tejido medular.
- Shukra: sustancia vital, semen y ovarios, Ojas.

GUNA

Guna viene del sánscrito y significa "cordón" y en usos más abstractos, subdivisión, especie, tipo, también calidad. Las

Gunas son las tres cualidades de las que está compuesto el universo.

- Sattwa (esencia): Sutileza, bondad. Es la cualidad de la inteligencia, la virtud y la bondad. Si a una persona le domina esta cualidad, hará acciones puras dominadas por la fuerza del amor. Provee satisfacción y felicidad duraderas.

- Rajas (actividad): Pasión. Es energía y nace con el deseo material y conduce a la avaricia, al egoísmo y sus acciones llevan a la fragmentación, al desequilibrio y al dolor.

- Tamas (inercia): Une al espíritu con la ignorancia, la pereza, el descuido y la falta de conocimiento. El resultado de las acciones es la ignorancia, la negligencia, la desilusión.

IDA

Ida es un canal energético que está relacionado con la fosa nasal izquierda y conectado con el Sistema Nervioso Parasimpático. Se conoce como Nadi lunar y está asociado a la relajación.

JYOTISH

El Jyotish es un término que se deriva de la palabra Jyoti, que significa luz. Es la ciencia védica de la astrología que sostiene que el cuerpo y la mente están influidos por los cuerpos celestes del Sistema Solar. Esta influencia marca unos parámetros en nuestra relación interior y con lo que nos rodea. Se dice que un astrólogo védico puede comprender la naturaleza de una persona, su estado de salud y aquellos aspectos positivos y negativos que pueden afectar, en su relación tanto consigo mismo como con el mundo externo.

KAPHA

Es un Dosha constituido por los elementos agua y tierra. Al igual que estos elementos, *kapha* tiende a ser fresco y húmedo, estable y fuerte y estas cualidades son también las que se manifiestan en el cuerpo como huesos densos y pesados, piel suave y brillante, metabolismo lento y un marco grande y robusto.

MAHARISHI

Maharishi Mahesh Yogi nació en Yabalpur, en la India. Gurú religioso, fundador del movimiento de Meditación Trascendental, trasladó a occidente sus conocimientos.

NADIS

Los nadis son canales de energía sutiles que están distribuidos por todos nuestro organismo. Según la anatomía yóguica, hay unos 72.000 nadis y, entre ellos, destacan tres como los principales. Sushumna, que es el canal central. Ida y Píngala, que son canales secundarios que ascienden y descienden al lado de la columna. Se purifican mediante ejercicios de yoga y técnicas de respiración.

PÍNGALA

Píngala es un canal energético que está relacionado con la fosa nasal derecha y conectado con el Sistema Nervioso Simpático. Se le llama Nadi solar y está asociado a la activación.

PITTA

Es un Dosha constituido por los elementos fuego y agua. En esta constitución el fuego es más predominante, razón por la cual tienen muchos de los atributos que este otorga dentro de ellos: por eso tiende a ser caliente, agudo y penetrante; siendo más o menos volátil y aceitoso. La naturaleza aceitosa está relacionada al componente secundario de agua.

PRAKRUTI

Es la constitución natural que tenemos de nacimiento, el balance fundamental y único de las tres energías básicas llamadas humores: *Vata*, *Pitta* y *Kapha*.

PRANA

Prana es la fuerza de la inhalación de la energía, es la energía vital, tanto la que existe en nosotros, como la que incorporamos a través de la respiración, los alimentos y todos los procesos que se dan en el organismo.

PUNTO DE OMBLIGO

Es el punto de origen de todos los canales de energía vital del organismo. Está situado 2-3 pulgadas por debajo del ombligo físico y hacia dentro y es del tamaño de un huevo de pájaro. Tiene un pulso que, después de hacer ejercicio, puede testarse al meter los dedos en el ombligo físico. Si está desplazado, indica problemas con el metabolismo.

RAJAS

Rajas es una tendencia mental a la acción, al movimiento que te empuja hacia fuera. En este caso, la mente busca satisfacer el placer.

RESPIRACIÓN DE FUEGO

La respiración de fuego es un Pranayama, un método de respiración que purifica y da energía al organismo. Se realiza a través de contracciones abdominales. Es una respiración rápida y tiene multitud de beneficios: purifica la sangre, libera toxinas del organismo, amplía la capacidad pulmonar y refuerza el sistema nervioso.

SATTVA

Sattva es una tendencia mental asociada a la estabilidad, a la claridad, la paz, la presencia y la aceptación.

SHUSHUMNA

Shushumna es el canal central y pasa por el centro de tu columna atravesando los centros de energía o chakras para terminar en el último chakra que está en tu coronilla. A sus lados existen Ida y Píngala.

TAMAS

Tamas es lo opuesto a Sattva, es el ego. Es la tendencia a la inercia, a vivir desde el ego, al egoísmo y la codicia.

VATA

Es un Dosha constituido por aire y éter y otros elementos, lo que significa que tiene cualidades similares a los elementos mencionados, es brillante, frío, seco y movible y la gente con esta naturaleza experimenta en el cuerpo más de estas cualidades.

VEDAS

Los Vedas son los cuatro textos más antiguos de la literatura de la India, cuya base es la religión védica (previa a la hinduista). Su origen data, aproximadamente, de 3.500 años de antigüedad y constituyen una recopilación de himnos, encantamientos mágicos, apasionantes relatos mitológicos y fórmulas sagradas para alcanzar la iluminación. Son cuatro:

- Rig Veda

- Sama Veda

- Yajur Veda

- Atharva Veda

Incluyen: Shamhitas (himnos), Brahmanas (rituales), Aranyakas (teología) y Upanishads (filosofía).

VIKRUTI

Es la variación de la constitución de nacimiento que se da con el tiempo. Es una desarmonía de la constitución inicial o Prakruti que puede venir provocada por la edad, los factores ambientales y emocionales, el estilo de vida, la alimentación, el clima, etc.

Biografía

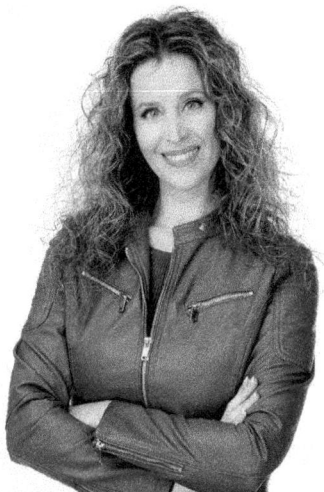

Inma Corpas Aguilera, Barcelona, 1976. Licenciada en Comunicación Audiovisual, Máster en Dirección de Comunicación Empresarial e Institucional. Apasionada del complejo mundo de la mente decidió estudiarla en profundidad y se certificó como instructora de kundalini yoga y meditación, por la AEKY.

Coach de Ayurveda, ha viajado a la India en varias ocasiones y comparte sus valiosos conocimientos en los cursos, las terapias y los talleres que realiza.

Profesora de yoga, danza y meditación, apasionada del control de la mente y de la vida feliz.

www.inmacorpas.com
hola@inmacorpas.com